다이어트 레볼루션

다이어트 레볼루션

상식을 뒤집는
다이어트 패러다임 시프트

찰스 아이젠스타인 지음 | 이보미 옮김

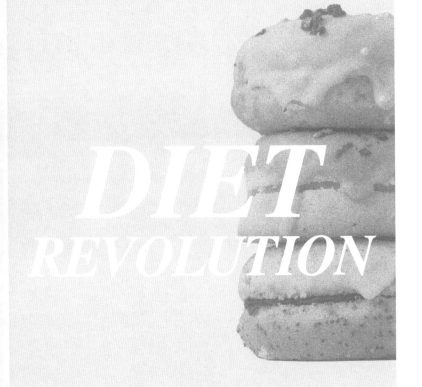

행성B

모든 욕구는 필요한 것을 가져온다.
고통은 어린아이처럼 치유된다.

— 루미(Rumi)

차례

내가 이 책을 쓴 주된 이유는 과체중과 비만으로 고생하고 있는 사람들, 특히 먹는 것을 조절하지 못해 힘들어하고 있는 사람들에게 도움을 주기 위해서다. 당신이 지금 살이 찐 상태이고 섭취하는 음식의 양이나 종류를 조절하는 것이 불가능하다고 생각하고 있다면, 이 책은 당신을 위한 것이다. 또한 운동 프로그램을 지속적으로 유지하는 데 어려움을 겪고 있는 모든 사람을 위한 것이기도 하다. 특히 지금 자포자기나 절망의 늪에 빠져 허우적거리고 있거나 살을 빼기 위해 안 해본 것이 없지만 결국 매번 실패할 수밖에 없었다면 이 책을 추천한다.

내가 "결국"이라고 말한 이유는 내가 아는 모든 비만한 사람들이 적어도 한 번은 부분적이거나 일시적인 성공을 경험해 본 적이 있기 때문이다. 시중에 나와 있는 모든 다이어트 서적들이 그렇게 인기를 끄는 것도 그런 이유 때문이다. 그것들은 일시적으로 효과가 있다. 통제와 제한을 기반으로 한 식이요법으로 10kg이나 30kg, 심지어 50kg 넘게 체중을 줄일 수도 있다. 문제는 인생의 난관에 부딪혔을 때 당신은 자제력을 잃고 원래의 체중으로 돌아가고, 그 이후에는 오히려 체중이 더 늘어난다는 점이다. 이것이 그 많은 비포&애프터 사진이 보여주지 않는 사실이다. 비포&애프터 그 이후의 사진도 있어야 하지 않을까?

이 책은 통제나 제한에 기반을 둔 식이요법의 치명적인 결함에 관해 설명한다. 또 쉽고 자연스러우며 당신의 상식과 깊이 공명하는 대안도 제시할 것이다. 나는 매우 야심 찬 목표를 품고 이 책을 썼다. 바로 당신의 식습관과 몸, 나아가 삶을 극적으로, 그리고 영구적으로 탈바꿈시키는 것이다. 나는 무엇을 먹고 무엇을 먹지 말아야 하는지에 대해 이야기하지 않을 것이다. 이 책은 그보다 더 깊은 차원으로 들어간다. 나는 어떤 음식이 당신의 몸에 진짜 영양분을 공급해주는지를 스스로 깨닫게 하고, 엄청난 자제력이나 의지력을 발휘하지 않고도 그러한 음식을 수월하게 선택하는 방법을 알려줄 것이다. 이 책은 당신이 지금껏 경험한 그 어떤 책들과도 근본적으로 다르다.

당신은 아마도 지금까지 당신의 문제가 동기 부여나 자제력 부족 때문이라는 말을 듣고 살아왔을 것이다. 당신이 게으르거나, 자제력이 부족하거나, 의지가 박약하거나, 아니면 무지해서 살이 쪘을 거라고 말이다. 카트를 밀고 슈퍼마켓 통로를 지나갈 때나, 심지어 자신의 방에 들어갈 때도 당신은 사람들이 차가운 표정으로 그렇게 말하는 것을 수천 번도 더 들어야 했을 것이다. 이 책을 읽는다면, 당신은 그것이 왜 사실이 아닌지 알게 될 것이다. 당신은 이미 마음속으로 자신이 지금까지 최선을 다해 살아왔음을 안다. 이제 곧 당신은 그러한 앎을 자신의 삶에 적용할 수 있다.

운동도 음식과 마찬가지다. 이 책은 또한 지금까지 시도했던 모든 운동 프로그램을 유지하는 데 결국 실패한 사람들을 위한 것이기도 하다. 나는 칼로리를 태우는 고되고 지루한 일에서 벗어나, 타고난 움직임의 즐거움을 깨닫는 방법을 당신에게 알려줄 것이다.

몇몇 비만한 사람들이 실제로는 매우 적게 먹는다는 사실을 알면 놀랄지도 모르겠다. 이 정보가 당신에게 위안이 되는가, 아니면 걱정을 불러일으키는가? 어쩌면 둘 다일 수도 있다. 왜냐하면 이 사실은 당신의 상태를 치유하는 일이 먹는 음식이나 먹는 방식을 바꾸는 일보다 훨씬 더 중요함을 의미하기 때문이다. 변화는 이보다 더 깊은 차원에서 이루어질 것이다. 식습관만 바꾸면서 나머지 삶을 그대로 유지해 주는 마법의 공식은 없다. '모든 것을 바꾸지 않고는 단 한 가지도 바꿀 수 없다'라는 속담도 있지 않은가. 이 책을 읽고 난 후, 당신의 삶과 몸, 그리고 음식과의 관계는 자기 자신도 몰라볼 정도로 달라지게 될 것이다.

　나는 이 책을 주로 비만한 사람들을 염두에 두고 썼지만 음식이나 운동, 건강과 씨름하고 있는 사람이라면 누구나 이 책을 통해 귀중한 통찰들을 얻을 수 있다. 또한 건잡을 수 없는 충동으로 몸에 해로운 음식이나 너무 많은 음식을 섭취한 결과 건강이 나빠져 고생하고 있는 모든 사람도 이 책에서 많은 혜택을 얻을 수 있을 것이다. 만약 당신이 지금 혼란이나 절망 상태에 빠져있다면 당신은 그만큼 더 많은 것을 얻을 수 있을 테다.

동기 부여에서
벗어나기

여기에 좋은 소식과 나쁜 소식이 있다. 이 좋은 소식과 나쁜 소식은 사실 동일한 것이다. 바로 내가 지금부터 제시하는 해결책이 식습관 통제가 아니라는 사실이다. 이게 왜 나쁜 소식일까? 식습관을 통제하려는 시도는 안전하고 익숙한 영역이기 때문이다. 당신은 틀림없이 예전에 그 방법을 썼을 것이다. 아마 수없이 시도해 봤을 것이고 심지어 지금도 매일같이 하고 있을지도 모른다. 어쩌면 당신은 이 책이 이번에는 훨씬 더 열심히 노력하도록 동기를 부여해 줄거라 기대하고 있을 수도 있다.

아니다. 나는 당신에게 동기를 부여하려고 이 책을 쓰지 않았다. 그것이 좋은 소식인 이유는 분명 당신은 지금까지 수없이 동기 부여를 받아왔기 때문이다. 노력은 전혀 효과가 없었다. 당신은 얼마나 오랫동안 결국 실패로 끝난 동기 부여 기술을 연이어 시도해 왔던가? 그동안 수고했다. 사실 당신은 너무나 열심히 노력했다. 날씬한 사람들은 당신이 든 접시나 쇼핑 카트, 또는 당신의 몸을 쳐다보면서 틀림없이 게으르거나, 나약하거나, 탐욕스럽거나, 자제력이 부족하거나 아니면 노력이 부족해서 살이 쪘다고 생각할지도 모른다. 이런 생각을 품고 있는 사람도 있다. '이봐, 심지어 당신 자신도 그렇게 생각하고 있잖아.' 바로 이러한 추측이 사람들로 하여금 반복적으로 당신에게 동기를 부여하도록 부추긴다. 그들은 식욕을 통제할 수 있는 다양한 비결을 일러주려 한다. 그들은 자기혐오(self-disgust)가 더 열심히 노력하게 하는 동기가 되기를 바라며, '사랑의 매'와 같은 극기 훈련식 접근법을 시도할지도 모른다.

'더 열심히 노력하기'라는 논리가 어디에서 비롯되었는지 이해하기는 쉽다. 열심히 노력하는 것이 실제로 효과가 있기 때문이다. 잠깐이기는 하지만 말이다. 체중을 10kg이나 20kg 정도 줄이면 기분이 좋아진다. 자신의 몸과 자기 자신에 대해 만족감을 느낀다. 그리고 그 성공으로 당신은 자신감을 얻는다. 하지만 애써 억눌렀던 갈망과 식욕은 당신이 나약해진 순간을 틈타 복수심을 안고 되돌아온다. 그런 일은 당신이 인생에서 격변의 순간을 맞을 때, 그러니까 직장을 잃거나, 또는 인간관계나 건강에 문제가 생길 때 흔히 일어난다. 개인적 위기를 맞닥뜨렸을 때, 통제하려는 노력은 그 힘을 발휘하기 힘든 경우가 많다. 당신의 체중은 다시 예전으로 되돌아간다. 수 kg의 체중은 덤이다.

이 시점에서 당신은 당연한 듯 이렇게 결론짓는다. "내가 노력을 중단해서 생긴 일이야." 또는 "노력이 부족해서 이렇게 됐어." 결국 당신은 '이번에는 더 열심히' 해 보기로 결심하고는 똑같은 결과를 경험한다. 실패. 따라서 당신은 자기가 나약한 게 틀림없다고 결론 내린다. 이러한 패턴은 당신이 의심하고 있던 자신의 나약함을 반복적으로 확인시켜 준다.

이것은 이 책《다이어트 레볼루션》의 첫 번째 핵심 통찰로 이어진다. 반복되는 실패를 부르는 요요 다이어트 패턴을 달리 해석하는 방법이기도 하다. 다음 단계로 넘어가기로 결정하기 전에 생각해 보자. 만약 열심히 노력하는 것이 효과가 없다면 더 열심히 노력하는 것은 소용없는 짓을 더 열심히 하는 일이 아닐까? 그것은 마치 지평선을 향해 달려가는 사람과 같다. 그가 더 빨리 달릴수록 지평선은 더 빨리 멀어진다. 그는 자신이 단지 더 빨리 달리지 못했기 때문이라고 결론을 내린다. 결국 그는 평생을 달리고 또 달린

후에야 자신이 다시 출발점으로 돌아와 있음을 깨닫는다.

현실을 직시하자. 통제는 효과가 없다. 그것이 효과가 있었다면 당신은 이미 지금과 다른 몸을 가지고 있을 것이다. 통제는 지금까지 전혀 효과가 없었고 앞으로도 그럴 것이다. 만약 다른 방법이 없다면 그건 끔찍한 소식이 될 테지만 나는 이 책에서 바로 그 다른 방법을 제시하려 한다. 의지력이나 통제, 또는 더 열심히 노력하는 것에 의존하지 않도록 당신의 몸과 삶을 완전히 변화시키는 방법 말이다.

적어도 한 명의 날씬한 사람(나)이 당신의 끝도 없는 투쟁들을 알고 있고, 그동안 당신이 얼마나 열심히 노력했는지를 알고 있으며, 당신을 나약하고 게으르고 탐욕스럽고 자제력이 부족한 사람으로 보지 않는다는 것을 알아주기 바란다. 비록 당신 스스로 그렇다고 생각할지라도 말이다. 나는 그러한 사실을 추호도 의심하지 않으며, 내가 앞으로 제시할 또 다른 설명을 이해한다면 당신도 그것을 깨닫게 될 것이다.

나는 당신이 게으르고 나약하지 않을 뿐 아니라 위대하다고 생각한다. 여기에는 두 가지 이유가 있다. 그중 하나는 당신이 불굴의 정신을 지니고 있기 때문이다. 그 오랜 세월 동안 당신은 아무리 고통받고 낙담해도, 포기하지 않고 다이어트를 시도했다. 자신이 처한 상태를 받아들이지 않고 비만 상태에 머물기를 거부했다. 심지어 절망의 와중에도 기쁨과 희망을 찾는 법을 배웠다. 날씬한 사람 중에 당신이 그러한 투쟁들을 통해 믿을 수 없을 만큼 강한 정신력을 단련해 왔다는 사실을 아는 사람은 거의 없다. 대부분의 날씬한 사람은 매일같이 자신을 비난하고, 업신여기며, 심지어 모욕하는 사회 안에서 살아간다는 것이 어떤 것인지 이해하지 못한다.

내가 당신이 위대하다고 생각하는 두 번째 이유는 당신이 지금껏 거대하고 힘든 도전을 해왔기 때문이다. 당신이 선택한 환경과 당신이 살아온 몸에서 태동하는 것은 강하고, 당당하며, 용기 있는 영혼이다. 물론 당신은 지금까지 자신이 그래왔다는 사실을 알아차리지 못할 테다. 그러나 무의식 깊은 곳에서 당신은 그러한 선택을 해왔고, 그 결과를 감당해 왔다. 당신은 자기 삶의 환경들을 경험하고 또 초월함으로써 얻을 수 있는 영적 성장을 위한 준비가 이미 되어 있다.

당신을 포함해 이 책을 읽고 있는 많은 사람은 지금 그러한 상태에서 벗어날 준비가 되었다. 당신은 더 이상 뚱뚱해지지 않을 준비가 된 상태다. 당신이 지금까지 비만 상태를 충분히 경험하고 통합해 왔기 때문이다. 그 경험의 필수적인 부분이 절망과 지옥으로 이루어져 있음을 알았는가? 만약 그게 없다면 당신의 경험은 완전하지 않을 것이다. 이제 나는 당신을 포함한 많은 사람이 완전한 내맡김(surrender)의 지점에 가까워지고 있다고 느낀다. 그 지점에서 당신은 또 한 차례 더 열심히 노력하지만 결국 절망하고, 또 포기하게 된다. 당신은 더 이상 아무것도 알지 못하고 텅빔(emptiness)의 상태에 도달한다. 이 텅 빔의 상태에서 우리는 새로운 무언가를 받아들이게 될 것이다. 그 상태에 가까워지지 않는다면 아마도 당신은 내 책이 전달하는 메시지에 공명하지 못할 것이다. 그건 괜찮다. 진심으로 내 제안이 옳다고 생각하지 않는다면 그것을 따르지 않기를 바란다.

내가 좀 전에 언급한 내맡김의 상태는 '지금 있는 그대로의 나를 받아들이는 것'과는 다르다. 그렇다. 자기수용(self-acceptance: 내가 의식하는 나의 모습(ego)이 아니라 있는 그대로의 나의 모습을 받아들이는 것 - 옮긴이)은 내가 당신에게 제안하려는 내용의 중요한 부분을 차지하고 있지만 그중 일부는 자신이 변할 수 있다는 사실 또한 받아들이는 것이다. 그러한 내맡김은 지금의 상태에 영원히 굴복하는 것을 뜻하지 않는다. 이는 사실 그보다 더 거대한 굴복이다. 그것은 다음에 가깝다. "인생이 달라질 수 있고 내가 건강해질 수 있다는 걸 알고 있다. 단지 그렇게 되기 위한 방법을 모르겠고 노력하는 것에 신물이 날 뿐이다."

당신은 지붕 없는 방 안에 갇혀있는 사람과 같다. 그는 오랜 세월 동안 자신이 온 힘을 다해 벽을 따라 출구를 찾고, 허술한 부분을 찾고, 땅을 파고 긁어내고 있었음을 알아차렸다. 마침내 그는 포기한다. 여전히 저 아래 깊은 곳에 출구가 있다고 믿지만, 모든 가능성이 바닥난 그는 절망에 빠져 고개를 쳐든다. 벽의 높이는 고작 1.8m가 조금 넘을 뿐이었다. 출구는 항상 열려있었다. 그가 해야 했던 일은 그저 위를 올려다보는 것뿐이었다.

어떤 의미에서 상황은 절망적이다. 그 어떤 노력도 당신을 날씬하게 만들고, 또 그 상태를 유지해 줄 수 없다는 사실을 당신은 이미 경험으로 증명해 왔다. 그럼 다른 무언가를 할 준비가 되었는가? 위를 올려다볼 준비가 되었는가? 새로운 생활 방식과 존재 방식으로 들어갈 준비가 되었는가? 왜냐하면 이제 가까운 미래에 엄청난 변화가 일어날 수 있으며, 그렇게 되면 당신이 지금까지 알고 있던 삶이 눈을 뜨자마자 빠르게 사라져버리는 나쁜 꿈처럼 보일 것이기 때문이다. 당신의 몸과 살아있음에 대한 경험은 너무나 많이 변해서 마치 다른 몸으로 다시 태어난 듯한 느낌을 받을지도 모른다. 실제로 무언가는 죽고 무언가는 다시 태어나게 된다. 당신은 새롭고 낯선 영역으로 들어갈 것이기 때문이다. 익숙한 것의 죽음과 새로운 무언가로의 탄생. 이러한 과정은 늘 두렵기 마련이다. 내가 당신과 공유하고자 하는 내용을 읽으면 두려울지도 모른다. 이 작업의 핵심은 너무나 대담해서 두려운 것이 사실이다. 하지만 당신은 대담해져야 한다. 대담함과 유쾌함을 동시에 느껴야 한다. 만약 그렇지 않다면 자신의 두려움을 존중하고 스스로 준비될 때까지 기다려야 한다.

두려움은 영적 세계에서 평판이 좋지 않다. 그것은 종종 사랑의 반의어로 묘사되기도 한다. 하지만 두려움도 쓸모가 있다. 우리는 두려움을 감쌀 수 있는 고치나 자궁, 즉 우리가 자랄 수 있는 안전한 공간을 창조한다. 그 공간의 한계까지 자라나면, 한때 자신을 보호해 주었던 두려움에 갇히게 된다. 결국 우리는 자신이 거주했던 익숙한 공간의 협소함을 더 이상 견딜 수 없게 되고, 새로운 무언가로 다시 태어난다. 이러한 작업을 할 준비가 되어있다면, 당신은 처음 물에 들어가는 어린아이와 같은 두려움을 느낄 것이다. 그 아이는 정말 물속으로 들어가고 싶어 하고, 준비도 되어 있지만, 여전히 두려움을 느낀다. 하지만 만약 당신이 지금 느끼는 두려움이 높은 암벽 위에서 뛰어내려 보라는 십 대들의 놀림을 당하고 있는 아이의 그것과 더 흡사하다면, 그리고 아이는 정말 그러고 싶지 않지만 거부하지 못하고 있는 상황이라면 그 느낌을 존중해 주기 바란다. 이러한 정보를 잘 간직하고 곰곰이 생각해 본다면, 아마도 당신은 언젠가는 뛰어내리고 싶은 진정한 욕망을 느끼게 될 것이다.

당신이 선택한 환경과 당신이 살아온
몸에서 태동하는 것은 강하고,
당당하며, 용기 있는 영혼이다.

위대한
놓아버리기

지금까지 통제는 효과가 없었기 때문에 나는 당신이 통제권을 놓아버리기를 권한다. 지금까지 자기 자신과의 투쟁은 효과가 없었기 때문에 나는 당신이 투쟁을 중단하기를 권한다. 지금까지 노력을 거듭했지만 지속적인 성공을 거두지 못했기 때문에 나는 당신이 노력을 멈추기를 권한다. 나는 단지 현실을 직시하고 있을 뿐이다. 통제는 효과가 없다! 같은 행동을 반복하면서 다른 결과가 나오기를 기대하는 것은 정신 이상으로 정의된다. 이제 그런 미친 짓은 그만두자. 대신 하나의 대안을 제시하겠다. 그것은 자기신뢰(self-trust)라 부를 수 있다.

자기신뢰는 자신의 몸을 조건 없이 사랑하고 신뢰하는

것을 뜻한다. 더 정확히 말하면 자신의 몸을 사랑하고 몸이 주는 메시지를 신뢰하는 것이다. 그렇다면 몸이 주는 메시지란 무엇일까? 우리는 그것을 느낌이라고 부른다. 그것은 어느 특정 시간에 자기 자신으로 존재함으로써 느껴지는 기분이다. 이 느낌에는 즐거움, 욕망, 유쾌감, 혐오감, 불편함, 만족감, 그리고 기쁨 같은 것들이 있다. 하지만 이 모든 느낌은 결국 앞의 두 가지, 즉 즐거움과 욕망으로 귀결된다.

나는 바로 지금 당신에게 말을 걸고 있을지도 모르는 두려움과 자기불신(self-distrust)의 목소리를 확인하고 싶다. 그 목소리는 이렇게 말한다. "잠깐! 통제와 투쟁을 그만둘 순 없어. 내가 자제력을 잃을 때마다 결국 무슨 일이 일어나는지 한번 보라고! 우선 과자 한 상자를 모조리 먹어치우겠지. 그다음엔 감자칩 한 봉지. 결국 엄청난 양의 음식이 눈 깜짝할 사이에 사라져버리겠지. 내 몸집이 두 배나 부풀어 오르는 걸 막을 수 있는 건 그나마 내게 자제력이란 게 조금이나마 남아있기 때문이야."

이러한 두려움은 언뜻 논리적으로 보이지만 사실 그것은 환상에 기반을 두고 있다. 당신이 보고 있는 것은 통제력을 잃은 결과이지 통제력 없이 살아온 결과가 아니다. 오랜 기간에 걸쳐 자신의 진정한 욕망을 부정하면 압박감이 쌓이고 쌓여 결국 걷잡을 수 없이 폭발하고 만다. 다시 말해,

자기 자신과의 전쟁에서 매번 질 수밖에 없는 것이다.

다음 챕터에서는 몸과, 몸의 욕망, 그리고 즐거움이 우리로 하여금 길을 잃게 하는 것 같은 이유를 알아볼 것이다. 통제되지 않은 욕망이 당신으로 하여금 너무 많은 음식이나 잘못된 음식을 먹게 만드는 것처럼 보이는 이유도 알아볼 것이다.

나는 자제력(self-control)이라는 단어를 보면 구멍 난 압력솥을 가지고 있는 한 남자가 떠오른다. 수증기 배출구가 막히는 바람에 이음새 부분의 갈라진 작은 틈새로 수증기가 계속 새어 나왔다. 남자는 그 틈새를 용접해서 막았다. 압력이 상승하자 또 다른 틈새에서 수증기가 새어 나오는 일이 반복되었고, 남자는 그 부분들을 모두 용접으로 막았다. 급기야 그는 수증기가 영원히 새어 나오지 않게 하려고 압력솥 전체를 새로운 금속층을 씌우듯 몽땅 용접해 버렸다. 이후 어떤 일이 벌어졌을지 아마 상상할 수 있을 것이다.

이 이야기 속에서 수증기는 욕망을 상징한다. 이 책은 욕망이 흐를 수 있게 적절한 길을 트는 방법을 가르쳐줄 것이다. 이것은 욕망의 정복에 관한 이야기가 아니다. 욕망의 정복은 자기신뢰가 아니라 끊임없는 자신과의 싸움이 될 뿐이다. 게다가 그것은 효과가 없다는 것을 기억하는가? 결국 당신은 폭발하게 될 것이고 이는 걷잡을 수 없는 폭식으로 이어지게 된다.

자기신뢰의 또 다른 역할, 즉 '자기 자신을 무조건적으로 사랑하고 받아들이기'는 오늘날 거의 상투적인 문구가 되어버렸다. 모든 사람이 조건 없는 자기수용에 대해 최소한 입에 발린 소리를 한다. 하지만 나는 지금까지 의미 있는 수준으로 그것을 실천하는 사람을 거의 본 적이 없다. 이 책의 뒷부분에서 나는 말 그대로 하루에 천 번은 자기 자신을 거부하고 부정하는 숨겨진 방법들을 드러내 보이고, 그러한 상태를 치유할 수 있는 몇 가지 도구를 제공할 것이다. 하지만 지금은 일단 다음 질문들에 대해 생각해 보자. 당신은 자기 자신을 사랑하는가? 당신은 자신의 모든 것을 사랑하는가? 당신은 자신의 몸을 사랑하고 받아들이는가? 당신의 지방은 어떤가? 당신의 외모는?

만일 당신이 게으름이나 탐욕, 또는 나약함에 대한 자기증오적 믿음을 포함해 그 밖의 어떤 자기혐오(self-disgust)나 자기증오(self-hatred)를 알아차렸다면, 부탁하건대 그러한 자기증오 또한 사랑하고 받아들여라. 나는 당신이 자신의 몸뿐 아니라 모든 습관과 생각, 그리고 느낌을 당신이 발을 들여놓기로 선택한 삶에 대한 지극히 자연스러운 반응으로 받아들이기를 원한다.

이해했는가? 자기증오와 자기거부는 증오하고 거부해

야 할 새로운 적이 아니다. 당신이 그것들과 투쟁하고 그것들을 거부한다고 해서 그러한 믿음을 초월하거나 자신의 몸을 변화시키지는 못할 것이다. 그 대신 당신은 지금 있는 곳에서 괜찮아야 한다. 이것이 출발점이다. 당신이 지금 어디에 있든, 당신이 지금 어떤 사람이든 간에 자신을 있는 그대로 받아들여야 한다. 그리고 작별인사를 할 준비를 하자. 왜냐하면 당신은 이제 막 완전히 다른 존재 상태로 들어가려는 참이기 때문이다.

당신이 지금 어디에 있든,
당신이 지금 어떤 사람이든 간에
자신을 있는 그대로 받아들여야 한다.

대체 욕망

몸과 몸의 욕망이 우리로 하여금 길을 잃게 만드는 것 같은 이유는 무엇일까? 우리가 원하는 것들이 결국에는 우리 자신과 다른 사람들을 다치게 하는 것처럼 보이는 이유는 무엇일까? 이제 이 수수께끼 같은 질문에 답을 할 시간이다.

이 책은 전반적으로 그 수수께끼 같은 질문에 얼마나 만족스럽게 답변하는가에 그 성공 여부가 달려있다. 만약 욕망이 적이라면 자기 자신을 신뢰하는 것은 어리석은 짓이다. 그렇다면 당신은 항상 자신을 경계해야만 한다. 그리고 욕망은 몸으로부터 나오므로 몸 또한 적이 되고, 따라서 자신과의 전쟁은 지극히 합리적인 것이 된다.

음식에 대한 당신의 욕망이 문제로 보이는 이유는 당신이 정말 원하고 필요로 하는 것의 대체물로 음식을 이용하고 있기 때문이다. 당신이 가진 진정한 욕구는 정서적, 또는 영적 욕구일 수도 있고, 현재의 식단이 충족시켜 주지 못하는 영양학적 욕구일 수도 있다. 이 책의 뒷부분에서 영양에 관해서도 이야기하겠지만 그 전에 먼저 비영양학적 욕구에 대해 살펴보는 것이 좋겠다. 대부분의 사람에게는 비영양학적 욕구가 더 중요하기 때문이다. 많은 사람의 경우, 올바른 영양학적 지식은 그다지 도움이 되지 않는다. 그들은 하루 종일 훌륭한 식이요법을 따른 후 저녁에 긴장이 풀리면 과자 한 상자를 통째로 해치울 것이고, 훌륭한 식이요법을 일주일 내내 따른 후 집에 있는 음식을 몽땅 먹을 것이다.

음식으로 대체되는 욕구에는 어떤 것들이 있을까? 나는 사람에게 가장 중요한 욕구가 사랑과 친밀감, 즐거움, 연결, 자기표현, 모험, 정체성, 그리고 안도감이라고 생각한다. 오른쪽의 도표는 이 모든 것들에 대한 욕망이 어떻게 음식으로 전환되는지 보여준다.

도표 1. **음식으로 대체된 욕망들**

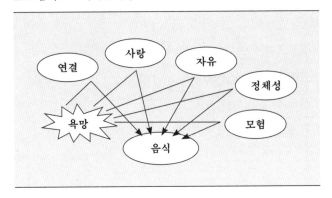

• 진정한 욕구에 대한 접근이 차단되면, 그 욕망은 음식으로 옮겨간다.

　먼저 음식에 대한 갈망을 유발하고 종종 폭식을 부르는 것으로 유명한 설탕을 사례로 들어보자. 설탕이 몸에 해롭다는 사실을 알고 있음에도 불구하고 달콤한 간식을 탐닉하고자 하는 충동은 많은 사람을 사로잡는다. 나는 대부분의 사람이 실제로 영양 교육자들이 짐작하는 만큼 무지하다고 생각하지 않는다. 사람들은 설탕이 몸에 나쁘다는 사실을 잘 알고 있지만, 설탕 없는 삶은 상상만 해도 두려운 나머지 그것에 대해 깊이 생각하려 하지 않는다.

　설탕이 그렇게 중독성이 강한 이유는 사람들이 자신에게 정말로 필요한 무언가의 대체물로 설탕을 이용하고 있기 때문이다. 그 무언가는 대개 사랑이다. 극심한 경쟁과 비인격화가 특징인 해체된 가정과 붕괴된 공동체 속에서 외롭게 살아가고 있는 수많은 사람이 실제로 사랑에 굶주려 있다. 그들은 자신에게 필요한 사랑과 보살핌을 거의 받지 못한다. 사람들은 지금까지 이 세상에서 가장 달콤한 것이 사랑이라고 믿었다. 이것은 우리가 자기 애인을 '스윗하트(sweetheart)', 자신의 아기를 '스위티파이(sweetie-pie)'라 부르는 이유이기도 하다. 그러니 우리가 사랑에 굶주린 상태라면, 우리는 또한 달콤함에 굶주린 것이다. 사랑을 얻을 수 없다면 우리는 사랑의 달콤함을 대신할 가장 가까이에 있는 대체물에 의지하게 된다. 누구나 알다시피 그건 바로 설탕이다!

사랑의 대체물로 설탕을 이용하는 일은 어린 시절부터 시작된다. 부모님들은 아이의 착한 행동에 대해 보상하거나 자신들의 사랑을 표현하기 위해 달콤한 간식을 준다. 현대 사회의 부모들은 너무 바빠 아이들과 시간을 보내기 힘들고 사랑을 표현하기 어렵다. 설상가상으로 스트레스받는 상황에서 아이들을 무시하거나 그들에게 소리칠 가능성이 커진다. 이러한 이유로 많은 부모가 간식으로 사랑을 표현한다. 아이에게 소리를 지르고 아이를 울리고 난 후 조금 전 자신의 행동을 사과하기 위해 아이에게 막대 사탕을 준다. 당신의 부모님도 당신에게 사랑을 표현하고 싶었지만 그들이 알고 있는 유일한 방법이나 시간을 내서 할 수 있는 유일한 행동이 어쩌면 달콤한 과자를 주는 것뿐이었을지도 모른다. 그것이 바로 일찍부터 당신이 설탕과 사랑에 빠지게 된 이유다.

성인이 되면서 아마도 그러한 습관이 깊이 뿌리내렸을 것이다. 설탕=사랑. 사랑에 대한 진정한 욕구가 충족되지 못하면, 당신은 자연스럽게 몸에 단것을 집어넣는다. '간식' 또는 '디저트'라는 단어에 함축된 의미를 생각해 보자. 간식은 착하게 굴었을 때 받는 것이다. 특별하기 때문에 받는 것이다. 자신만을 위한 특별한 간식. 이것은 자기 자신에게 친절하게 대하는 근원적인 방법이다. 디저트(dessert)라는 단어는 사실 '당신이 마땅히 받아야 하는 것(deserve)'을 의미한다. 왜 당신에게는 그럴 자격이 있는가? 그 이유는 당신이 착하기 때문이다. 하루 종일 다이어트 식단을 지켜서일지도 모른다. 당신이 직업을 잃었을 뿐만 아니라 오늘 남자 친구에게 차여서 위로가 필요하기 때문일 수도 있다. 아니면 오늘은 금요일이고 당신에게는 휴일을 즐길 자격이 있기 때문일지도 모른다.

이러한 사례들은 우리가 훨씬 더 깊은 차원에서 사랑받고 싶은 욕구를 지니고 있음을 보여준다. 사실 우리는 사랑에 대한 욕구를 충족시키기 위해 바깥세상에 의존하지 않는다. 진정한 욕구는 자기 자신에 대한 사랑이다. 이것이 바로 우리가 자기 자신에게 간식이나 디저트 한 개를 주면서 진정으로 이루고자 하는 것이다. 어쩌면 열 개의 간식이나 디저트가 필요할 수도 있겠지만. 그것은 우리가 자기 자신에게 사랑을 표현할 수 있는 유일한 수단일지도 모른다. 음식 대신 흡연이나 마약, 또는 쇼핑과 같은 다른 수단을 이용하는 사람들도 있다. 그들은 뚱뚱해지지는 않을지도 모르지만 분명 삶에서 수많은 다른 문제들을 안고 살아가게 될 것이다.

당신 내면의 자아, 즉 내면의 어린아이는 사랑받고 싶은 강력한 욕구를 지니고 있기 때문에 그것이 만들어내는 욕망을 막을 수 없다. 아무리 의지력을 발휘한다고 해도 그 갈망을 잠재울 수 없다. 당신이 지금 다이어트 중이고 이제부터 설탕을 끊어야 한다고 가정해 보자. 당신이 지금까지 설탕을 통해 간접적으로 충족시켜 왔던 사랑에 대한 욕구는 이제 충족되지 못한다. 충족되지 못한 욕구는 욕망을 만들어내고, 욕구가 충족되지 못하는 시간이 길어질수록 그에 대한 욕망은 더욱 강렬해진다. 그것은 마치 압력솥과 같다. 의지가 약해지는 순간, 욕망은 밖으로 폭발하고 당신은 찬장을 깡그리 비워버리고 만다.

욕망은 충족되지 못한 욕구로부터 나온다. 만약 숨을

참으면, 당신은 곧 숨을 쉬고 싶은 강렬한 욕망을 느끼게 될 것이다. 그 욕망은 산소를 원하는 몸의 욕구로부터 나온다. 오랫동안 물을 마시지 않았다면, 당신은 곧 물을 마시고 싶은 강렬한 욕망을 느끼게 될 것이다. 며칠 굶은 상태라면, 당신은 무언가를 먹고 싶은 강렬한 욕망을 품게 될 것이다. 이처럼 충족되지 못한 욕구는 욕망을 낳는다.

사랑도 마찬가지다. 사랑은 가장 강력한 욕구 중 하나다. 만약 당신이 그 욕구를 충족시키기 위해 설탕을 이용해왔고 그 후 설탕을 끊었다면, 욕망은 점점 더 크게 자라 결국 통제할 수 없게 될 것이다. 그 욕구를 충족시킬 수 있는 다른 방법을 찾지 못하는 한 말이다. 그것은 중독자들이 한 종류의 마약을 끊으면 결국 다른 마약으로 갈아타게 되는 이유이기도 하다.

진정한 욕구를 직접 충족시키는 것이 훨씬 더 나은 결과를 낳는다. 위의 경우 진정한 욕구는 설탕이 아니라 사랑이다. 만약 당신이 그 욕구를 충족시킬 수 있다면 설탕에 대한 갈망은 마법처럼 사라질 것이다. 그것은 더 이상 그곳에 존재하지 않는다. 당신에게 필요한 유일한 훈련은 습관적으로 설탕을 먹지 않기 위해 매우 평온한 마음가짐을 갖는 것뿐이다.

만약 당신이 다이어트 역사를 되돌아본다면 자신이 다

이어트에 성공했던 시기가 삶에서 성과를 냈던 시기와 겹친다는 것을 발견하게 될 수도 있다. 어쩌면 그때 당신은 직장이나 인간관계에서 성취감을 느끼고 있었을지도 모른다. 당신이 음식으로 대체했던 욕구를 다른 무언가가 충족시켜 주고 있었던 것이다.

보다시피 여기에서 욕망은 진범이 아니다. 갈망을 부채질하는 범인은 실제로 진정한 욕구를 결코 충족시켜 줄 수 없는 무언가에 대한 부정된 욕망이고, 일그러진 욕망이며, 또 대체된 욕망이다. 설탕을 아무리 먹어도 당신은 자신에게 필요한 사랑을 얻을 수 없다. 따라서 설탕은 중독성이 있다. 욕구를 충족시켜 주는 듯한 것은 무엇이든 중독성이 있는데, 이는 욕구를 충족시키는 척하면서 실제로는 충족되지 못한 욕구 때문에 오는 고통을 마비시키기 때문이다. 따라서 끊임없이 욕구의 대체물을 갈망하게 된다.

충족되지 못한 욕구는 상처를 입는다. 많은 욕구가 충족되지 못할 때 인간은 고통을 경험한다. 이것은 사실 고통의 생물학적 기원이자 목적이다. 뜨거운 촛불을 만지거나 오랫동안 숨을 참는 것과 같이 활동이나 행동으로부터 우리를 멀어지게 하기 위한 것이다. 이 주제에 대해서는 이후의 챕터에서 다시 살펴볼 것이다.

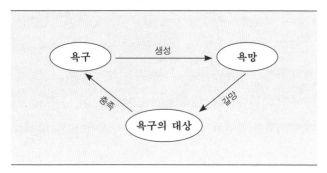

• 자신의 욕망과 화해하자. 그것에는 타당한 이유가 있다.

도표 3. **충족되지 못한 욕구 - 중독 패턴**

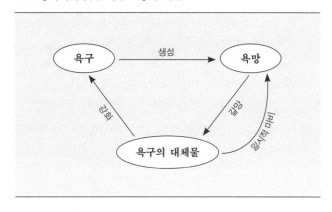

음식으로 대체되는 또 다른 욕구로 자기표현에 대한 욕구가 있다. 이러한 욕구를 충족시키지 못하는 직업이나 인간관계를 가지고 있는 경우, 우리는 상당한 괴로움이나 지

속적으로 낮은 수준의 불안감이나 불편함을 경험하게 된다. 당신이 회사에서 컴퓨터 앞에 앉아 재미없는 자료를 입력하고 있다고 가정해 보자. 오랜 시간 동안 하는 반복적인 작업은 마치 고문과도 같다. 당신에게는 그 일을 하고 싶은 욕망이 전혀 없다. 내면 깊은 곳에서 이렇게 말한다. "나는 이따위 자료를 입력하기 위해 이 세상에 태어난 게 아니야." 그리고 컴퓨터 바로 옆에는 감자튀김 한 봉지가 놓여있다. 만약 당신이 대부분의 사람과 다르지 않다면, 당신은 아마도 지루한 일에서 잠시라도 벗어나기 위해 감자튀김에 손을 뻗을 것이다.

다시 말해, 당신이 감자튀김에 대해 진정한 욕망을 지니고 있기 때문이 아니라, 몸의 욕망이 잘못된 음식을 원함으로써 당신을 배신하고 있는 것이다. 당신의 진정한 욕망은 기분전환이나 탈출이다. 한층 더 깊은 차원에서 보면, 당신은 창의성과 지성을 발휘하는 무언가를 하고 싶은 욕망을 품고 있다. 하지만 그렇게 할 수 없기 때문에 가장 가까운 대체물에 손을 뻗는 것이다. 바로 감자튀김이다. 최소한 감자튀김은 하기 싫어하는 일에서 벗어나게 해주기 때문이다.

더 일반적으로, 우리는 자신의 진정한 자아와 일치하지 않는 상황으로부터 일시적으로 벗어나기 위해 음식을 이용하기도 한다. 이것은 사실 과식의 주된 원인 중 하나이다.

당신은 먹는 것을 멈추거나 식탁에서 일어나기를 원치 않는다. 왜냐하면 그렇게 하면 원치 않는 삶으로 다시 돌아가야 하기 때문이다. 그 시간을 미룰 수만 있다면 뭐든! 삶으로 다시 돌아가는 것을 미룰 수만 있다면 뭐든 괜찮다! 디저트가 하나 더 추가된다. 이러한 식습관은 불행한 결혼생활에서 흔히 볼 수 있으며, 종종 부부 양측 모두에게 고통을 안겨준다. 뷔페 줄 한가운데 서 있는 한 모든 것이 괜찮다. 손에 스니커즈 한 봉지가 들려있는 한 모든 것이 괜찮다. 충족되지 못한 관계의 욕구에 대한 불편함이 올라올 때마다 당신이 하는 일은 입안에 무언가를 넣고 터뜨리는 것이다. 다시 말하지만, 그것은 충족되지 못한 깊은 욕구가 음식에 대한 욕망으로 표출되는 것이다. 하지만 이는 진정한 욕망이 아니다.

즐거움에 대한 욕구가 충족되지 못하면 종종 식습관 문제를 일으키기도 한다. 어떤 사람들에게는 식사 시간이 하루 중 가장 중요한 시간이다. 이는 그들이 음식을 너무 좋아하기 때문이 아니라, 너무나도 따분한 삶에 갇혀있기 때문이다. 충분히 납득 가는 말이다. 청소년기에 품었던 꿈과 야망과 원대한 계획들이 단조롭고 틀에 박힌 어른의 일상 속으로 사라져버렸다. 우리는 지루한 일에 내던져지고, 예측 가능한 일상에서 위안을 얻는다. 삶에서 안전을 최고의 가치로 여기고 위험을 감수하기를 중단한다. 하지만 인간에게는 모험이 필요하다. 우리는 세상을 탐험하고, 한계를 넓히며, 새로운 것을 경험할 필요가 있다. 이러한 욕구가 충족되지 못하면 또다시 음식을 대체물로 이용하게 될 것이다. 비록 부실한 대체물이긴 하지만 말이다.

만약 당신이 앞으로 먹을 식사나 간식을 매번 손꼽아 기다리고 있다면, 즐거움의 대체물로 음식을 이용하고 있는 것인지도 모른다. 때로는 간식을 먹고 있는 동안에도 당신은 이미 다음에 먹을 간식에 대해 생각한다. 저녁 식사를 하는 동안에도 디저트에 대해 생각하고 아직 코스 요리가 하나 더 남아있다는 사실에 위안을 얻는다. 당신은 음식을 재미와 즐거움과 연관 짓기 시작하고 있는지도 모른다. 와, 파티 시간이다!

어쩌면 당신은 광고주들이 음식을 재미와 모험의 이미지와 연관시킴으로써 즐거움에 대한 우리의 충족되지 못한 욕구를 이용한다는 것을 알아차렸을지도 모른다. 이러한 사례는 특히 간식이나 패스트푸드점 TV 광고에서 볼 수 있다. 여기 지루함에 대한 해결책이 있다!

다시 한번 말하지만, 당신이 기분을 좋게 해주는 음식을 아무리 많이 먹어도 세상을 탐험하고 한계를 확장하는 모험을 향한 진정한 욕망은 결코 충족되지 못할 것이다. 표출되지 못한 당신의 욕망은 간식에 대한 갈망을 끊임없이 부채질한다. 의지력을 끌어모아 참을 수는 있겠지만 진정한 욕망이 충족되지 못한다면 이는 근본적인 해결책이 될 수 없다.

우리 사회에서 가장 만연한 충족되지 못한 욕구는 아마도 연결에 대한 욕구일 것이다. 지금까지 존재했던 그 어떤 사회보다도 우리는 자연과 분리되어 있고, 타인과 분리되어 있다. 작은 도시나 마을에 살면서 주변의 모든 사람에 대해 알고 지내던 시절은 지났다. 음식이나 주거지, 의복, 오락에 대한 모든 욕구가 개인적으로 알고 있는 사람들에 의해 충족되던 시절은 지났다. 오늘날 우리는 낯선 사람들로 가득한 세상에 살고 있다. 당신은 아마 당신이 먹는 음식을 재배하거나, 입는 옷을 만들거나, 사는 집을 짓거나, 듣는 노래를 부르거나, 복용하는 약을 조제해 준 사람과 개인적으로 알지 못할 것이다. 심지어 모든 식사의 60% 정도가 집 밖의 식당이나 슈퍼마켓에서 이루어질 정도로 식사 준비조차 낯선 사람들의 영역으로 변해버렸다.

또한 우리는 자연과 분리되었다. 우리는 더 이상 우리를 둘러싸고 있는 식물과 동물, 토양의 이름이나 습관, 또는 특성을 알지 못한다. 대부분의 사람에게 자연은 기껏해야 한낱 구경거리, 즉 풍경에 불과하다. 하지만 우리는 자신이 살고 있는 이 땅뿐만 아니라 주변의 모든 생명체와 친밀하게 지내도록 운명지어져 있다. 원시인이나 중세 사람들에게 구름과 날씨, 별과 계절뿐만 아니라 모든 언덕과 자연의 향기, 식물과 동물, 곤충과 새는 모두 친밀한 동반자였다.

이러한 관계들이 대부분 사라지자 우리는 매우 불완전한 상태에 놓였고, 다시 연결되고자 하는 절실한 욕구를 느끼게 되었다. 하지만 인공적인 기술이 지배하는 세상에서 그럴 기회는 거의 사라졌다. 많은 사람에게 다시 연결되기 위한 얼마 되지 않는 방법 중 하나는 음식을 통해서이다.

다시 말해, 우리는 외롭기 때문에 먹는다. 만일 사랑하는 동반자가 있고 만족스러운 가정생활을 하고 있다면 외로움을 달래는 데 도움이 되겠지만, 그것만으로는 자연과 공동체와의 단절이 충분히 보상되지 못하는 경우가 많다. 외로움은 현대의 생활 방식 곳곳에 스며들어 있다. 사람들이 음식에 집착하게 될 때, 충족되지 못한 강한 욕구는 연결에 대한 욕구인 경우가 많다. 때로는 음식만으로도 그러한 욕구가 충족되기도 한다. 음식은 실제로 우리를 우주의 나머지 부분들과 밀접하게 연결해 준다. 광합성 하는 법을 배우지 않는 한, 당신이 먹는 모든 음식은 살아있는 동물이나 식물, 또는 곰팡이에서 비롯된다. 음식을 먹을 때, 당신은 가장 직접적이고 기본적인 방식으로 다른 생명체와 연결되는 것이다.

유감스럽게도, 음식은 연결에 대한 우리 욕구의 아주 작은 부분만을 만족시킨다. 음식은 어두워진 하늘에 뜬 별들을 보고픈 욕구를 만족시켜 줄 수 없다. 음식은 맨발에 닿는 진흙의 감촉을 느끼고 신선한 흙냄새를 맡고픈 욕구를 만족시켜 줄 수 없다. 음식은 백 마리 새들의 노래를 듣고픈 욕구를 만족시켜 줄 수 없다. 음식은 주변 생명체의 다양성을 눈으로 보고픈 욕구를 만족시켜 줄 수 없다. 음식은 다른 사람들의 잦은 손길과 애정을 받고픈 욕구를 만족시켜 줄 수 없다. 음식은 우리가 잘 아는 사람들을 육체적, 정신적 차원에서 보살펴주고, 또 그들의 보살핌을 받고픈 욕구를 만족시켜 줄 수 없다.

연결에 대한 욕구 외에도 그 밖의 많은 욕구를 우리는 음식에게 떠넘긴다. 우리는 정말 굶주렸기 때문에 더욱더 많은 음식을 먹는다. 하지만 배가 고픈 것이 아니라 연결이 필요한 것이다. 음식이 제공할 수 없는 무언가에 결핍되어 있기 때문이다. 아무리 많은 음식을 먹어도 우리는 충분히 그것을 얻을 수 없다. 하지만 음식은 가장 가까운 곳에 있는 대체물이기에 우리는 먹고, 먹고, 또 먹는다. 하지만 아무리 많이 먹는다고 해도 우리는 결코 진정으로 만족할 수 없다. 당신은 그런 경험을 해본 적이 있는가? 배가 터질 정도로 많이 먹었지만 만족할 수 없었던 적이 있는가? 더는 먹을 수 없을 만큼 배가 부르지만 여전히 음식에 손이 갈 때, 당신은 자신의 식탐이 엄청나다고 생각했을 것이다. 또 왜 이렇게 충분히 먹어도 허기가 지는지 의아했을 것이다.

그렇다. 당신에게는 더 많은 것이 필요했다. 또한 진정으로 원한 것은 음식이 아니었다. 단지 손에 넣을 수 있는 것이 음식뿐이었기 때문에 당신은 끊임없이 먹은 것이다. 이것이 바로 우리가 음식의 노예가 되는 이유다.

우리가 음식으로 충족시키려고 애쓰는 또 다른 욕구가 있다. 어떤 사람들은 자기인정(self-approval)의 대체물로 음식을 이용한다. 아마도 그들은 많이 먹는 것에 대한 부모의 칭찬을 내면화했을 것이다. "착한 아이는 접시를 말끔히 비운다." 어떤 사람들은 권한이나 자율, 또는 자유의 대체물로 음식을 이용한다. 냉장고는 그들의 놀이터가 되고, 그들은 그곳에서 왕이 된다(거식증 환자도 이와 비슷하다. 단, 그들은 자율과 자유에 대한 대체물로 음식에 대한 거부를 이용할 뿐이다). 만약 이것이 당신의 경우라면, 자기 자신에 대해 연민을 갖자! "나는 자유의 대체물로 음식을 이용하는 걸 멈춰야 해"라고 말하지 말자. 그 대신 그것을 단지 자기 삶의 결핍이 무엇인지 알려주는 하나의 증상으로 바라보자. 왜냐하면 당신은 당신 삶의 왕이 될 운명이기 때문이다!

어떤 사람들은 음식을 자신의 정체성으로 이용한다. 정체성, 즉 자신이 누구인지에 대한 의식은 매우 기본적인 욕구다. 이것은 연결에 대한 욕구와 관련이 있다. 왜냐하면 우리는 다른 사람들과의 관계를 통해 자신이 누구인지를 알기 때문이다. 외롭고 소외된 사회 속에서 우리는 자신이 누구인지 말해주는 식습관에 매달리는 것인지도 모른다. 이러한 식습관은 어린 시절 가족들과 함께 식사하면서 생긴 것일 수도 있다. 어떤 음식들은 마치 집에 있는 듯 (가족의) 안정감과 익숙함을 제공한다. 또한 이탈리아인이나 유대인과 같이 어떤 음식이나 식습관을 민족 정체성과 결부시킬 수도 있다. 가족이나 문화적 식습관을 버리는 일은 불편하게 느껴지곤 하는데 이는 당신이 자신의 일부, 즉 자기 정체성의 일부를 버리고 있는 것과 마찬가지기 때문이다. 당신은 새로운 누군가가 되어가는 것이다.

종종 그러한 일이 생길 때, 사람들은 음식에 기반을 둔 새로운 정체성으로 빠져들게 된다. 그들은 채식주의자나 생식주의자, 또는 다른 식단의 추종자가 됨으로써 정체성과 자아존중감을 얻는다. 하지만 나는 이 책에서 근본적으로 다른 것을 제안하고자 한다. 바로 음식이 그저 음식이 되게 하는 것이다.

사랑이나 자기표현, 또는 즐거움에 대한 욕구를 음식으

로 충족시키려는 것은 마치 아이스크림으로 갈증을 해소하려는 것과 같다. 그것을 먹고 있는 동안에는 시원함을 느끼겠지만 갈증은 더 심해질 것이다. 결국 당신은 지난번에 했던 일을 또다시 반복한다. 아이스크림 하나 더! 아이스크림을 먹는 동안 기분이 더 좋아지겠지만, 지난번만큼은 아닐 것이다. 근원적인 욕구는 점점 더 강력해진다.

우리가 음식 이외의 욕구를 충족시키기 위해 음식을 이용하려 할 때에도 그와 같은 일이 일어난다. 우리는 잠깐은 기분이 더 좋아진다. 하지만 음식을 다 먹어버린 후에도 원래의 욕구는 여전히 그대로 남는다. 어쩌면 그 어느 때보다도 훨씬 더 강력해진 상태로 말이다. 그렇다면 어떻게 자신의 진정한 욕구를 찾을 수 있을까? 목이 말라 아이스크림을 먹던 사람이 자신이 진정으로 원하는 것이 물이라는 사실을 어떻게 알 수 있을까? 이 질문에 답하기 위해 나는 먼저 매우 간단한 진리를 소개하려 한다.

진정한 욕구는 자기 자신에 대한 사랑이다.
이것이 바로 우리가 자기 자신에게
간식이나 디저트 한 개를 주면서 진정으로 이루고자 하는 것이다.

자기 강제

여기 절대 변하지 않을 진리가 있다. 욕구를 만족시키면 기분이 좋다는 것이다. 아주 기초적인 생물학이다. 1분 동안 숨을 참았다가 다시 숨을 쉬면 기분이 좋다. 목이 마를 때 물을 마시면 기분이 좋고, 배가 고플 때 음식을 먹으면 기분이 좋다. 추울 때는 따뜻한 불 가까이에 있으면 기분이 좋고, 슬플 때는 포옹을 받으면 기분이 좋고, 외로울 때는 옛 친구로부터 걸려온 뜻밖의 전화를 받으면 기분이 좋다.

이러한 것들이 진실이 아닌 세상을 상상할 수 있겠는가? 만약 목이 말라 물을 마셨는데 기분이 좋지 않았다고 상상해 보자. 당신은 자신이 탈수 증세가 있음을 알아차리고 이렇게 생각한다. "아, 정말 물을 마시고 싶지 않지만 마셔야 한다는 걸 알아. 왜냐하면 몸속 세포 내 전해질 농도가 올라가지 않으면 혈액이 걸쭉해질 거고 그럼 난 곧 죽게 될 거야. 그러니 뭐라도 좀 마시는 게 좋겠어."

만약 숨 쉬는 일이 기분 좋게 느껴지지 않는다면 어떨까? 당신은 이렇게 생각한다. "이런, 마지막 호흡을 한 지 30초가 지났어. 혈액의 산소 농도가 점점 낮아져서 뉴런의 기능을 방해하고 있어. 그래, 그냥 숨을 쉬는 게 낫겠어. (10초 후) 지금 그 짓을 또 해야 한다고? 정말 귀찮군. 도대체 언제까지 반복해야 하나."

위의 두 가지 사례(유치하다는 건 나도 안다)에서 당신은 충족되지 못한 욕구가 즐거움이나 욕망과 단절될 때 어떤 일이 일어나는지 보았다. 그때 우리는 즐거움과 욕망 대신 유인과 협박 속에서 살아가야 한다. 이것은 완전히 비현실적인 시나리오가 아니다. 사실, 대부분의 현대인이 삶을 살아가는 방식이다. 삶의 많은 부분에서 우리는 더 이상 자신이 진정으로 하고 싶어 하는 일을 하지 못하며, 미래의 이익을 위해서는 즐거움을 희생해야 한다고 생각한다.

우리는 어떻게 자신이 실제로 원하지 않는 일을 할 수 있을까? 다시 말하지만 그건 유인과 협박을 통해서다. 회사원은 이렇게 말한다. "좀 더 자고 싶지만 지각하면 사장이 화를 낼 거고 결국 난 승진하지 못할 거야. 어쩌면 해고될지도 모르지. 출근 시간을 잘 지켜야 인정받을 수 있어. 아무래도 지금 침대에서 일어나는 게 좋겠군."

다이어트를 하는 사람은 이렇게 말한다. "지금 간절히 과자를 먹고 싶지만, 그러면 살이 찌겠지. 그 대신 이 셀러리 스틱을 먹으면 날씬해질 거야. 그러니 과자는 먹지 않는 게 좋겠어."

대학생은 이렇게 말한다. "지금이라도 파티에 가고 싶지만, 그러면 다음 주 화요일에 있는 시험을 준비할 시간이 부족할 테고, 난 형편없는 점수를 받게 되겠지. 그러면 학점이 떨어져서 부모님이 화를 내실 거고, 좋은 직장도 얻지 못하게 될 거야." 그녀는 마지못해 파티에 가지 않기로 결정한다.

이 모든 것이 내가 자기강제(self-forcing)라고 부르는 것이다. 강제란 누군가로 하여금 자신의 욕망에 반하는 행동을 하도록 만드는 데 필요한 것이다. 자기강제의 본질은 두려움이다. 어떻게 누군가에게 무언가를 하도록 강제할 수 있을까? 극단적으로 말하면, 강제란 누군가의 생명을 위협하는 것을 뜻한다. 우리가 욕망과 즐거움에 맞서 싸우라고 스스로에게 가하는 강제는 정도의 차이는 있지만 본질은 같다. "하라면 해. 그러지 않으면……."

이 자기강제가 취하는 가장 일반적인 형태는 자기인정

과 자기거부를 통해서다. 그 유인책은 다음과 같다. "그렇게 만 하면, 난 자신을 사랑하고 인정해 줄 거야." 당신은 좋아하는 음식을 자제하고 하루 종일 다이어트를 한다. 여기에서 당신이 얻을 수 있는 보상은 무엇인가? 바로 자기 자신의 인정이다. 당신은 이렇게 말한다. "오늘 잘했어." 당신은 자신에게 사랑을 준다.

만약 자신의 다이어트 규칙을 제대로 지키지 못했다면 당신은 죄책감이나 수치심을 느낀다. 죄책감은 근본적으로 "내가 잘못했어"라는 느낌이고, 수치심은 "내가 나빴어"라는 느낌이다. 당신은 자신을 인정하지 않는다. 당신은 자신에게 사랑을 주지 않고 이렇게 말한다. "내가 잘못했어, 나는 나쁘고, 나약하고, 탐욕스럽고……." 당신은 자기 자신을 충분히 몰아붙인다면, 다음번에는 감히 다이어트 규칙을 어길 생각은 하지 못할 거라고 생각한다.

이러한 처벌과 칭찬의 사고방식이 익숙한가? 이러한 사고방식은 대개 어린 시절에 시작된다. 왜냐하면 이것은 부모와 교사, 그리고 사회가 전반적으로 우리가 지닌 욕망의 자연스러운 표현을 통제하기 위해 쓰는 방법이기 때문이다. 어린아이(또는 어린 포유동물)에게 가장 무서운 협박은 부모의 유기에 대한 협박이다. 자신의 아이를 사랑하거나 인정해 주지 않는 것은 아이의 가장 큰 두려움을 이용하는 일이다. 무엇보다도 아이는 자신의 부모에게 받아들여지기를 원한다. 이는 아이가 자신을 통제하기 위해 있는 힘을 다해 노력할 것임을 뜻한다. 그렇게 해서 자신이 '착한 아이'가 될 수만 있다면 말이다.

우리는 성장하면서 부모의 조건부 승인과 거부를 내면화한다. 그렇게 해야 자신의 욕망에 반하는 행동을 하도록 스스로 강제할 수 있기 때문이다. 이를테면 자신을 사랑해주지 않겠다는 협박이나, 사랑해 주겠다는 유인책을 스스로에게 강제한다. 타고난 다양한 욕망을 따르는 대신 자기인정, 즉 자기애라는 단 하나의 압도적인 욕망에 의해 지배된다. 우리는 자기 자신이 옳고 선하다는 이미지를 유지하기 위해 끊임없이 노력한다.

자기애가 조건부일 때, 사람들은 그것을 얻기 위해 거의 무슨 일이든 할 것이다. 지휘관이나 정치인들의 경우, 스스로 옳다고 여기려는 욕구가 너무나 강한 나머지 자신이 틀렸다는 것을 인정하는 대신 수천 명의 사람을 죽음으로 내몰기도 한다. 또 어떤 사람들(거식증 환자들)은 자기 인정을 얻기 위해 스스로 음식을 거부해 죽음에 이르기도 한다.

당신에게 익숙할지 모를 또 다른 차원의 자기강제로 저항이 있다. 당신은 통제에 저항하는 강한 정신력을 소유하고 있다. 통제가 자신의 외부로부터, 즉 승인과 거절로 대변

되는 부모로부터의 협박 형태로 나올 때, 아이들, 특히 청소년들은 권위자에게 저항하게 된다. 그들은 자신들이 저항하는 이유를 의식적으로 알아차리지 못한다. 이것은 비합리적이고 통제할 수 없는 "아니요!"이다. 성인의 음식 문제에서도 같은 반응이 나타난다. "아, 그래? 난 내가 원하는 건 뭐든 먹을 거야. 뭘 먹으라고 강요하지 마." 당신은 폭식이 시작될 때 그런 목소리를 알아차릴지도 모른다. 우리는 신성하고 자율적인 존재로서, 다른 사람들의 통제 아래에 살아가도록 만들어지지 않았다. 우리의 영혼은 그것에 저항한다. 유인책, 그리고 수치심과 죄책감이라는 내면의 틀은 자기 자신에 대한 외부의 통제에서 비롯되기 때문에 우리는 당연히 그것에 저항한다. 우리는 노예로 살아가도록 운명지어지지 않았다.

아마도 폭식에 대한 다음의 설명은 당신이 자기수용을 깨닫는 데 어느 정도 도움이 될 것이다. 폭식은 사실 나약함이 아닌 강함의 신호다. 폭식이라는 족쇄를 벗어던질 수 있는 주체는 바로 당신이 가진 불굴의 영혼이다. 그 누구도 당신을 통제하지 않을 것이며, 아무도 그렇게 할 수 없다. 문제는 저항이 아니라 저항이 표현되는 방식이다. 자율적 자기표현을 위한 원초적인 영혼의 굶주림은 음식을 향한다. 만약 저항의 대상이 명확해진다면, 당신은 더 이상 폭식을 통해 그러한 굶주림을 표현하지 않게 될 것이다. 진정으로 저항할 대상은 자기강제라는 횡포다. 그리고 그 독재자는 당신이 좋은 사람인지 나쁜 사람인지를 끊임없이 평가하고 결과적으로 자기칭찬이나 자기비판을 쏟아내는 심판관이다.

이제 그 심판관을 해고할 때다! 이제 그 독재자에 맞서 혁명을 일으킬 때다! 다이어트 혁명은 전적으로 자기수용과 자기신뢰에 기반을 두고 있다. 끊임없는 자기평가와 자기비판은 효과가 없었다. 자기 자신을 몰아붙여 행동하게 만드는 것도 지금껏 효과가 없었다. 스스로에게 겁을 주어 덜 먹게 하는 것도 효과가 없었다. 다이어트와 운동에 대한 동기 부여 역시 소용이 없었다. 어쩌면 당신은 비만을 운명이라 여기고 체념한 적도 있었을 것이다. 이것은 긍정적인 첫 단계이다. 하지만 단지 첫 단계일 뿐이다. 왜냐하면 당신은 활력과 건강이 자신의 생득권임을 알고 있기 때문이다. 이게 바로 당신이 자기수용을 통해 궁극적으로 받아들이게 될 것이다. 당신이 받아들이게 될 '자기'란 무엇일까? 지금까지의 자기일까? 아니면 앞으로 존재하게 될 자기일까? 아니면 둘 다일까?

폭식은 사실 나약함이 아닌 강함의 신호다.
폭식이라는 족쇄를 벗어던질 수 있는 주체는
바로 당신의 불굴의 영혼이다.

자기수용

당신의 삶을 완전히 바꿔놓을 자기수용이란 살찐 자신을 영원히 감수하는 것과는 거리가 멀다. 하지만 그것은 살찐 상태를 거부하지 않고, 또 그것을 초래한 어떤 행동도 거부하지 않는다. 또한 행동 변화도 강요하지 않는다.

진정한 자기수용은 거울을 들여다보며 이렇게 말하는 것이다. "내 몸은 지금까지 내가 경험했던 모든 것에 대한 완벽한 적응이다." 옛날에 당신은 어린아이였고, 또 완벽했다. 당신이 살이 찐 이유를 누가 알겠는가? 어쩌면 당신은 이미 알고 있을지도 모르고, 지금까지 몇 가지 가설을 읽어봤지만 아직 그럴듯한 가설을 발견하지 못했을 수도 있다. 혹시 당신이 살찐 이유가 냉혹하고 잔인한 이 세상으로부터 자신을 보호하기 위해 겹겹이 껴입을 보호복이 필요했기 때문은 아닐까? 그게 아니라면 상처 입기 쉬운 어린 시절의 배신에서 비롯된 친밀감에 대한 두려움을 갖고 있기 때문은 아닐까? 또는 내가 앞에서 설명했듯 외롭고 소외된 이 세상에서 사회적으로 연결되어 있다는 확신을 갖기 위해 과식을 했던 건 아닐까? 아니면 당신이 영양 결핍 상태라 영양소를 흡수할 수 없기 때문에 가능한 한 많은 음식을 먹는 것이 습관이 되었기 때문일까? 당신은 이 중 어떤 것이 정답인지 의식적으로 인식하지 못할지도 모르지만 -어쩌면 이 모든 게 정답일 수도 있다- 당신의 몸은 이미 알고 있다는 것을 확신하자.

당신의 몸 상태는 오류가 아니다. 당신의 몸 상태는 당신이 지금까지 경험했던 모든 것에 대한 완벽한 반응이다. 행동과 믿음도 마찬가지다. 아기인 당신은 이 세상에 떠밀려 나왔고, 지금까지 최선을 다해 반응했다. 당신은 감정적으로도 신체적으로도 방어할 수 없는 완전히 무력한 상태로 수많은 고통이 존재하는 이 세상에 왔다. 자신이 할 수 있는 한 최선을 다해 반응했다. 자기판단(self-judgement)과 자기비판(self-criticism), 그리고 자기증오조차 지극히 이해할만한 반응들이다. 천진난만한 아이가 우리의 문화 환경에 대처하기 위해 배우는 방법이 바로 그러한 것들이다. 막 걸음마를 배우는 아이에게 엄마는 우주와도 같다. 우주가 자신을 거부할 때 어떤 일이 벌어질까? "나는 나쁜 아이야"라는 결론은 너무나도 합리적이다.

나는 당신의 부모가 특별히 나쁜 사람이라고 말하는 것이 아니다. 그들은 당신을 사랑했고 불완전한 상태에서 사랑을 표현하고 실천하기 위해 최선을 다했다. 그러나 부모가 아이들에게 행사하는 조건부 승인에 대한 거부와 수치심, 그리고 위협은 우리 문화에 깊이 배어있어 대부분 그것들의 존재를 거의 알아차리지 못한다. 자기 자신을 탓하지 말자. 그리고 부모를 탓하지도 말자. 당신이 했던 모든 것과 지금의 당신을 이루고 있는 모든 것은 단지 과거 경험에 대한 반응일 뿐이다. 당신의 부모와 그들의 부모, 그리고 이 세상 모든 사람도 다 마찬가지다. 이것이 바로 내가 말하는 자기수용이다. 이것은 용서와 다름없다. 당신은 지금 있는 그대로의 자기 자신을 용서한다. 더 나아가 당신은 다른 모든 사람을 용서한다. 그들이 했던 모든 일에 대해.

자기 자신을 과거 경험에 대한 완벽한 적응으로 받아들임으로써, 과거에 대한 집착을 놓아버릴 수 있다. 과거로부터 벗어난 당신은 과거와는 다른 미래를 자유롭게 창조한다. 따라서 당신은 자기수용이 자신의 살찐 상태를 감수하는 것이 아니라, 사실은 더 이상 살이 찌지 않도록 해준다는 것을 알게 된다.

이 책의 다음 부분에서는 자기수용과 자기신뢰를 당신의 음식 경험에 직접 적용하는 방법에 대해 설명할 것이다. 하지만 그러한 기법에 힘을 싣기 위해 나는 당신이 자기수용의 상태를 삶에 미리 함양해 두기를 강력하게 제안한다. 사실 이것은 아주 쉽다. 당신은 자기수용을 어렵게 만들어 그것을 입증하고픈 유혹을 느끼는가? 아니다, 그것은 쉽다. 이제부터 그 방법을 알려주겠다.

여기서 가장 중요한 깨달음은 사랑이 일어나도록 강제할 필요가 없다는 사실이다. 사랑은 인간의 진정한 상태이자 기본 조건이기 때문이다. 당신이 해야 할 일은 그러한 사실을 알아차리는 것뿐이다. 자기수용은 노력이 아니라 진실에 근거한다. 자기 자신을 향해 어떤 특별한 관용이나 아량을 베풀 필요가 없다. 그저 자신의 근본적인 선함을 인식함으로써 그 어떤 불필요한 호의도 베풀지 않게 될 것이다. 당신은 그저 그러한 진실을 인식하게 된다.

거울에 비친 자기 모습을 들여다보자. 이때 자기 내면의 선함과 아름다움을 보려는 의도를 갖는다면 당신은 오히려 자신의 다양한 결점들을 발견하게 될 것이다. 심지어 그러한 비판을 자신의 행동이나 생각 등으로 확장하게 될지도 모른다. 판단과 비판이 끊임없이 쏟아지는 것을 알아차릴 수도 있다. 이러한 흐름을 중단하려 하지 말자. 그 대신 그저 그것에 주목하자. 만일 당신이 자기수용이 부족한 자신의 현재 상태를 받아들이지 못한다면 진정한 자기수용을 깨달을 수 없다. 그 또한 당신의 일부다. 자기 자신의 모든 것에 대해 온화한 태도를 보이자.

한편으로는 당신의 몸과 마음을 구성하는 모든 것이 지금껏 겪어온 환경에 대한 순수하고 정상적인 적응이라는 이 책의 인식에 주목하자. 다른 한편으로는 있는 그대로의 자신을 바라보자.

이것은 나의 피부다. 이것은 나의 목이다. 이것은 나의 자기판단이다. 이것은 나의 자기증오다. 이것은 나의 잘못이다. 이것은 나의 분노다. 이것은 나의 절망이다. 이것은 나의 희망이다. 이것은 나의 부정성이다. 이것은 끊임없는 실패에 대한 나의 이야기다.

수십 년 동안 당신은 끝없이 이어지는 그 모든 이야기를 둘러싼 정교한 논리를 발전시켜 왔다. 그것들에 대해 자세히 설명하기를 멈추고, 그저 바라보자.

당신은 그것들에 대해 아무것도 할 필요가 없다. 부정성에 대해서도, 체중에 대해서도 아무것도 할 필요가 없다. 바로 지금 거울 앞에서 자기 자신을 바라보는 것만으로 충분하다. 이러한 바라보기로부터 엄청난 변화의 물결이 흐를

것이다. 그 변화는 어쩌면 아무런 노력도 없이 자연스럽게 일어날 테다. 우리가 이와 같은 원리를 식습관에 적용할 때에도 마찬가지로 극적인 변화가 일어날 것이다. 지금껏 효과가 없었던 모든 시도를 또다시 반복하지 않고도 말이다.

나는 방금 이렇게 말하려 했다. "거울을 바라보거나 그저 조용히 앉아 매일 자기 자신에게 감사하는 시간을 갖자." 하지만 현실을 직시해야 한다. 스스로에게 그다지 감사하고 싶지 않은 날도 있으니까. 괜찮다. 억지로 할 필요는 없다. 감사에는 노력이 필요치 않다. 감사는 단지 진실일 뿐이다. 감사는 자기 자신과 삶에 대한 진실을 깨닫는 것에서 비롯된다. 그러니 정말로 필요한 것은 그저 자기 자신을 바라보는 일뿐이다. 여기에서 자기존중(self-appreciation)의 마음이 자라나게 된다. 자기존중의 마음이 우러나면 환영하고, 기뻐하고, 즐거워하자. 하지만 그것을 강제하거나 그것에 매달리면 안 된다. 그러한 행동은 불필요하며, 심지어 역효과를 낳을 수도 있다.

그래서 그 대신 나는 이렇게 말하려 한다. "거울이 있건 없건 매일 온화한 마음으로 자기직시(self-witnessing)를 하자. 하루 종일, 특히 쇼핑이나 요리, 식사와 같이 음식과 관련된 상황에서 그러한 목격자 의식을 유지하면서 자신의 자기비난과 판단, 그리고 내면의 위협과 유인책을 알아차리자."

다시 말하지만 당신은 그러기 위해 아무것도 할 필요가 없다! 우리는 종종 진실을 마주하기를 꺼린다. 무언가를 해야 할까 봐 두렵기 때문이다. 그러한 혐오는 불필요하다. 진실은 스스로 힘을 발휘한다. 당신이 아무런 행동도 취하지 않을 것이라는 뜻이 아니다. 내면의 동기에 의해 자발적으로 행동하게 될 거라는 뜻이다. 그러한 행동은 자연스럽고, 심지어 무의식적으로 일어난다. 당신은 그러한 행동을 하고 싶어질 것이고 좀처럼 스스로를 멈출 수 없게 될 것이다.

마찬가지의 일이 당신과 음식과의 관계에서도 일어나게 된다. 당신의 욕망, 억압되지 않은 진정한 욕망은 그 자연스러운 대상-진정한 욕구를 충족시켜 주는 음식-으로 돌아갈 것이다. 당신은 자신에게 해로운 음식을 원하지 않게 되고 과식하고 싶지 않게 된다. 건강과 욕망이 하나가 될 것이다. 그리고 두 번 다시 이런 말은 하지 않을 것이다. "체중 조절을 위해 뭔가를 해야겠어."

당신의 몸 상태는 오류가 아니다.
당신의 몸 상태는 당신이 지금까지 경험했던
모든 것에 대한 완벽한 반응이다.

선천적
동기 부여

자기강제의 기원은 깊다. 진정한 욕망과 다시 연결되고, 욕구를 충족시킬 수 있도록 우리를 인도하는 유쾌한 느낌과 다시 연결되기 위해서는 선과 악에 대한 자신만의 기준에 부응하려는 강박을 내려놓을 필요가 있다. 당신은 더 이상 자신을 인정하고 사랑하기 위해 스스로에게 고통스러운 왜곡과 희생을 겪게 할 필요가 없다. 그 대신 자신이 그럴만한 자격이 있는지와 상관없이 자기 자신에게 친절하게 대하게 되고, 즐거움과 욕망을 신뢰하게 될 것이다. 왜냐하면 당신은 그 모든 것이 자신의 진정한 욕구에서 나온다는 것을 알고 있기 때문이다.

현대의 성인들은 지구상에서 기분이 나빠지는 일을 의

도적으로 하는 유일한 존재다. 일례로 아기들은 건강식품을 먹지도 않고, 시간을 내서 따로 운동을 하지도 않는다. "아무것도 하지 않고 이렇게 계속 누워만 있으면 얼마나 좋을까. 하지만 그러면 근육을 단련시킬 수 없을 거야. 지금이라도 일어나서 달리기를 시작해야겠어." 아기는 이런 생각을 하며 바닥에 누워있지 않는다. 아기에게 움직임은 자연스럽고 기쁨을 주는 행동이다. 아기들은 스스로에게 동기 부여를 할 필요가 전혀 없다. 아기들은 동기 부여의 화신이기 때문이다. 그들은 에너지의 화신이다. 그들에게는 생명력이 넘쳐흐른다.

두 살짜리 아이의 선천적 동기 부여와 넘쳐흐르는 생명력에 가까워지려면 어떻게 해야 할까? 선천적인 욕망을 정복하기 위해 열심히 노력하는 것이 그 답은 아닐 것이다. 그것은 아기가 하는 행동이 아니다. 그런데 당신은 왜 그렇게 해야만 한다고 생각하는가?

자기강제의 능력이 거의 없음에도 불구하고, 아기들은 모든 노력을 기울여 도전하기를 좋아한다. 걸음마를 배우는 아기가 찬장 문을 열기 위해 안간힘을 쓰는 모습을 가만히 지켜보자. 어린아이들을 지켜보면 진정한 욕망의 결과가 펼쳐지는 것을 볼 수 있다. 건강과 생명력, 창의력과 역동성이 넘친다. 우리도 그것들을 원한다. 얼마나 어리석으면 우리는 아기들과 정반대되는 행동을 하면서도 그들이 가진 것을 얻을 수 있다고 믿게 되었을까?

야생동물들도 마찬가지다. 가축들은 인간들의 습관 일부를 받아들여 과식을 하지만, 야생동물들은 그렇지 않다. 나는 우리 집 정원에 살고 있는 마멋을 바라보며 자주 시간을 보냈는데 녀석은 정원을 재빠르게 망가뜨리곤 했다. 먹을 것이 사방에 널려있는데도 불구하고, 녀석은 자신의 모든 시간을 먹는 데 허비하지 않았고, 살이 찌지도 않았다. 녀석은 살이 찔 수도 있었지만 그러지 않았다. 나는 녀석이 자신을 억제하거나 욕망에 맞서 싸우고 있었다고 생각하지 않는다. 자연 상태에서의 우리는 충분히 먹고 나면 더 먹고 싶다는 욕망을 품지 않는다. 마멋은 '더 먹고 싶지만 과식은 몸에 나쁘니까 그만 먹어야 해'라고 생각하지 않는다. 마멋은 살이 찌는 것을 두려워하지 않는다. 마멋은 자제력을 발휘하지 않는다. 그렇다면 우리는 왜 야생동물이나 아기처럼 건강해지기 위해 자제력을 발휘해야 한다고 생각할까?

나는 이미 그 답을 이야기했다. 그것은 바로 대체 욕망 때문이다. 우리는 진정으로 원하는 것을 대체하기 위해 음식을 이용한다. 따라서 아무리 많이 먹어도 결코 포만감을 느낄 수 없다. 우리는 과식의 이유가 억제되지 않은 욕망 때문이라고 생각한다. 사실은 그 반대다. 그 이유는 차단된 욕망 때문이다. 진정한 욕망이 차단되어, 그 욕망이 음식으로 대체되기 때문이다.

욕구를 충족시키면 기분이 좋고 욕망은 충족되지 못한 욕구에서 비롯되기 때문에, 우리 몸은 진정한 욕망으로 다시 돌아가는 방법을 제시해 줄 수 있다. 그 방법은 즐거움을 통해서다. 하지만 이것은 또 다른 수수께끼를 낳는다. 왜 즐거움을 추구하는 일이 때론 해로워 보일까? 왜 몸을 움직이는 대신에 엄청난 양의 과자를 먹어치우거나 소파와 혼연일체가 되어 누워있는 것이 더 기분 좋게 느껴질까? 왜 현대의 성인들은 자연의 설계에 있어서 하나의 커다란 예외처럼 보일까?

생물학적으로 즐거움은 유기체를 자신에게 득이 되는 것으로 인도하는 체계에서 비롯되었다. 심지어 박테리아의 경우에도 세포막의 글루코스수용체는 유기체가 음식 공급원을 향해 움직이게 하는 화학 과정을 시작한다. 즐거움은 우리의 신경계를 통해 전달되는 생물학적 메시지로, "그래, 이건 내 욕구를 충족시키고 있어"라고 말한다. 불편함이나 고통은 정반대의 메시지를 전달한다. 그것들은 "이건 나를 해치고 있어"라고 말한다. 이것은 통증수용체들이 우리 몸의 거의 모든 곳에 분포되어 있는 이유이다. 그들은 우리를 보호하기 위해 있다. 뜨거운 난로를 만지면 통증수용체는 피부 세포가 떼죽음을 당하기 전에 우리에게 경고하고, 우리는 손을 급히 뗀다. 과식을 하면 그에 따르는 불편한 감각은 우리에게 그만 먹으라거나, 또는 다시는 그러지 말라고 이야기한다.

즐거움은 '네'다. 고통은 '아니요'다. 생물학적으로 이보다 더 단순할 순 없다. 이와 다르게 생각하는 우리에게 무슨 일이 일어났는가? 자기 자신의 즐거움을 부정해야 한다고 믿어온 현대의 성인에게 지금까지 무슨 일이 일어났는가?

욕구를 충족시키면 기분이 좋고 욕망은 충족되지 못한 욕구에서
비롯되기 때문에, 우리 몸은 진정한 욕망으로
다시 돌아가는 방법을 제시해 줄 수 있다.

두 번째로
오래된 거짓말

'고통이 없으면 얻는 것도 없다(No pain, no gain)'라는 말에는 기본적인 생물학 방정식인 '고통=아니요'와 반대되는 의미가 내포되어 있다. 이 말은 때때로 사실인 듯 보인다. 당신은 운동의 혜택을 '얻기' 위해 운동의 '고통'을 겪는다. 날씬하고 건강한 몸을 얻기 위해 좋아하는 패스트푸드를 거부하는 고통을 겪는다. 대학생이라면 취업에 유리한 좋은 성적을 얻기 위해 친구들과 나가 놀기를 포기해야 할지도 모른다.

자기부정과 자기희생은 우리에게 도움이 되어야 한다. 그것들은 우리에게 신체적, 경제적, 정신적 혜택을 가져다주어야 한다. 지금 열심히 일하고 돈을 모으면 더 나은 미래를 즐길 수 있다. 지금 섭취 칼로리를 좀 더 줄이면 나중에 디저트를 좀 더 먹을 수 있다. 자신의 즐거움과 욕망을 희생하는 대신 다른 사람들에게 봉사하면 천국에 갈 수 있다. 미래에 이득이 되어 돌아오는 카르마적 보상을 쌓으려면 티끌 같은 이기적인 욕망도 거슬러야 한다.

내 친구가 일주일간 선불교 명상 수련회에 다녀온 적이 있었다. 그곳에서는 서로 대화하고 눈을 마주치는 행위가 금지되어 있었다. 나는 물었다. "어땠어, 빌?" 친구는 대답했다. "고문이 따로 없었지. 지옥 같았어. 그래서 틀림없이 내게 도움이 됐을 거야."

이 대답에는 일주일간의 혹독한 자기훈련과 통제로 인해 의지력이 강화되었을 것이고, 그 결과 남은 인생 동안 자신의 욕망을 더 잘 다스리고 억제할 수 있게 되었을 거라는 의미가 내포되어 있다. 친구는 앞으로 더 일찍 일어나고, 더 열심히 일하고, 몸에 좋은 음식을 더 잘 챙겨 먹을 수 있을 것이다. 그의 정신성은 효과적인 자기강제를 위한 연습이었다.

이러한 종류의 정신성은 고되다. 그것은 시련이자 결코 끝나지 않는 노력이기 때문이다. "인생은 힘들다. 모든 선은 노력과 희생에서 나온다"는 말도 이러한 맥락에 있다. 옛 수도승들이 따끔거리는 헤어셔츠(과거 종교적 고행을 하던 사람들이 입던 거친 천으로 만든 옷 - 옮긴이)를 입고 자기 자신을 채

찍질했던 이유도 바로 여기에 있다. 비슷한 관행이 오늘날에도 여전히 존재한다. 영혼을 위해 육체를 정복해야 한다는 생각은 자신과의 전쟁, 즐거움과의 전쟁, 그리고 욕망과의 전쟁의 문화적 기원을 보여준다. 나는 이것을 이 세상에서 두 번째로 오래된 거짓말이라고 부른다.

세상에서 두 번째로 오래된 거짓말은 인간이 두 부분, 즉 선한 분분과 악한 부분으로 이루어져 있다는 것이다. 선한 부분은 정신, 영혼, 마음, 교화된 부분, 또는 인간적 부분이라고 불린다. 악한 부분은 물질, 육체, 몸, 본능적 부분, 또는 동물적 부분이라고 불린다. 즐거움과 욕망은 분명히 두 번째 부분, 즉 악한 부분에 속한다. 그것들은 육체에서 나온다. 따라서 선해진다는 것은 육체를 정복하고, 욕망을 정복하고, 자신의 즐거움을 부정하는 것을 의미한다. 그것이 선으로 가는 길이어야 한다.

이것이 바로 육체의 선함, 즉 건강은 욕망을 통제함으로써 얻을 수 있다는 생각의 근원이다. 이 두 번째로 오래된 거짓말은 내가 앞에서 설명한 자녀 양육의 관행을 만들어냈다. 이는 아이들은 완전히 미개하고, 이기적이며, 오직 욕망만을 지니고 태어나는 존재이기 때문에 그들을 교화하고 훈련시켜야 한다는 믿음의 근거가 되었다. 나는 이것에 대해 내가 쓴 다른 책들, 특히 《인류의 도약The ascent of humanity》에서 자세히 다루고 있다.

　현재로서는 이러한 사고방식이 우리 문화에 얼마나 널리 퍼져있는지 알아보는 것만으로 충분할 것이다. 우리를 둘러싼 모든 곳에서 "넌 나빠. 그리고(그래서) 착한 사람이 되려면 더 열심히 노력해야 해"라는 메시지-너무나 미묘한 탓에 대개 알아차리지 못하지만-가 우리의 머릿속에 주입되고 있다. 그러한 메시지는 우리의 언어와 사고방식 안에 스며들어 있다.

　당신은 이렇게 말한 적이 있는가? "그냥 소리를 지르는 게 훨씬 쉬웠겠지만 그 대신 참기로 했어." 이 말에는 소리 지르는 건 쉽고 참는 건 어려우니 좋은 사람이 되려면 힘겨운 투쟁을 해야 한다는 뜻이 전제되어 있다. 지금 저쪽에서 자신의 아이에게 소리를 지르고 있는 여성은 어떤가? 글쎄, 그녀는 열심히 노력하고 있지 않은 게 틀림없다. 방금 '힘든 것이 곧 선한 것'이라는 사고방식이 작동했음을 당신은 알 수 있겠는가? 나는 이런 말을 항상 듣는다. "만약 아무개가 조금만 더 노력했다면……." 사람들은 비만에 대해서도 그와 같은 판단을 한다. 그들은 당신이 최선을 다해 노력하고 있지 않을 뿐이라고 생각한다.

　그러한 판단에는 자기만족(self-congratulating)의 의미가 내포되어 있다. 나는 과식도 하지 않고 소리도 치지 않는다.

왜냐하면 나는 착한 아이이고 더 열심히 노력하고 있기 때문이다. 엄마, 보상은 언제 해주실 거예요? 글쎄, 이제 당신의 엄마는 더 이상 다 큰 당신에게 보상을 해주지 않겠지만 그 대신 당신은 스스로의 등을 토닥거리고, 자신을 조금 더 사랑해 준다. 그리고 어쩌면 자신에게 도넛 몇 개를 보상으로 줄지도 모른다. 모든 판단의 뿌리에는 충족되지 못한 욕구가 있다. 당신이 뚱뚱하다고 판단하는 모든 사람에 대해 연민을 갖자. 그들은 자신에게 약간의 자기애를 베풀기 위해 지금까지 배운 것을 하고 있을 뿐이다.

여기에 우리가 선천적으로 악하다는 믿음에 대한 또 다른 사례가 있다. 왜 '이기적(selfish)'이라는 단어가 모욕적으로 들릴까? 만약 자기(the self)가 근본적으로 신성하다면 그 단어는 모욕적으로 느껴지지 않을텐데 말이다. 만약 즐거움과 욕망이 우리를 더 큰 선함과 친절함, 그리고 연민으로 이끈다고 믿는다면 그 단어는 모욕적으로 느껴지지 않을 것이다. 만약 이기적인 것이 나쁘다면 그 나쁜 자기를 극복하기 위해 우리는 투쟁을 해야 한다. 이 책은 이 모든 것에 대한 대안을 제시한다.

이기적인 사람이 되는 것을 두려워하지 않을 정도로 자기 자신을 완전히 신뢰해 보는 건 어떨까? 자신이 원하는 그 어떤 음식도 스스로 거부하는 것을 절대 생각하지 못할 정도로 자기 몸의 욕망을 완전히 신뢰해 보는 건 어떨까? 이것이 바로 내가 이 책에서 당신에게 제안하는 진정한 자유다. 대체 욕망이라는 개념과 함께, 우리는 이미 그 길의 3분의 1 지점에 와있다. 곧 우리는 자신의 욕구를 충족해 줄 진정한 즐거움을 발견하기 위해 같은 방식으로 즐거움에 대해 살펴볼 것이다.

그러기 전에 경고 한마디…… 잠깐, 당신은 내가 그 일이 힘들 거라고 말할 것 같은가? 도움이 되는 건 뭐든 힘들어야 한다고 생각하는가? 선을 이루기 위해 티끌만한 타고난 욕망과도 맞서 싸워야 한다는 이러한 믿음에서 우리는 이 세상에서 두 번째로 오래된 거짓말이 그 추한 머리를 다시 들어 올리는 것을 본다. 변화는 힘들어야 한다. 만약 변화가 쉽게 이루어진다면, 그리고 만약 그것이 희생과 투쟁 없이 이루어진다면, 그러한 변화는 아주 선한 것이 될 수 없다. 그렇지 않은가?

이러한 믿음을 놓아버려라. 왜냐하면 내가 이 페이지에서 펼쳐놓을 길은 힘들지 않기 때문이다. 그 길은 쉽다. 나는 그 길을 힘들게 만듦으로써 당신이 그것을 입증하도록 하지 않을 것이다. 그것은 디저트의 사고방식이다. 이제 당신은 더 이상 선해지기 위해 힘든 무언가를 할 필요가 없다. 건강과 행복(그리고 인내심과 그 밖의 덕목)은 쉽게 얻을 수 있다. 그 이유가 뭘까? 그것들은 우리의 생득권이기 때문이다. 그것들은 우리의 진정한 본성이다. 우리 몸의 타고난 기질은 건강을 향해 나아갈 뿐, 그것으로부터 멀어지지 않는다. 비만은 투쟁을 통해서만 벗어날 수 있는 기본 상태가 아니다. 당신의 진정한 본성-활기찬 건강-은 아주 오랜 시간 동안 밖으로 나오기를 기다려왔다. 여기까지 읽었다면, 그것은 당신이 이러한 사실을 받아들일 준비가 되어있다는 뜻이다. 당신은 긴장을 풀고 자신의 진정한 본성으로 들어갈 준비가 되었다.

세상에서 두 번째로 오래된 거짓말은 인간이 두 부분,
즉 선한 분분과 악한 부분으로 이루어져 있다는 것이다.

대체
즐거움

가장 중요한 질문으로 돌아가 보자. 왜 우리를 살찌고 아프게 만드는 것들이 가장 큰 즐거움을 주는 것처럼 보일까? 살을 빼려면 좋아하는 음식들을 포기해야 한다는 것은 너무나 명백해 보인다. 당신은 즐거움을 포기해야 한다. 그리고 그건 힘든 일이다.

이 수수께끼 같은 질문에 대한 대답은 대체 욕망과 관련이 있다. 즉 우리에게 가장 큰 즐거움을 가져다준다고 생각하는 것들이 실제로는 그렇지 않다는 것이다. 우리가 충족되지 못한 욕구에서 비롯된 진정한 욕망의 대체물을 제공할 때, 우리는 그 욕구를 충족시킴으로써 얻게 될 진정한 즐거움의 대체물을 얻는다. 더 큰 즐거움을 더 적은 즐거움으로 대체하고 있는 셈이다.

하지만 우리는 보통 그런 일이 일어나고 있음을 알아차리지 못한다. 우리는 가장 좋아하는 음식을 폭식하면서 자기 자신에게 더 많은 즐거움을 주고 있으며, 스스로 즐거움에 대한 욕망을 충족시키고 있다고 생각한다. 나는 이것이 환상이라 단언하며 당신이 그 환상을 뚫고 나올 방법을 알려주려 한다.

과식이나 폭식을 통해 최대한의 즐거움을 얻을 수 있다고 생각하는 이유는 사실 우리가 무언가를 먹을 때 얻을 수 있는 즐거움(과 불편함)의 대부분을 느끼지 못하기 때문이다. 나는 대부분의 사람이 음식 섭취를 통해 얻을 수 있는 모든 감각의 1% 미만을 경험할 뿐이라고 말하고 싶다. 달리 말하면, 우리는 실제로 자신이 어떤 음식을 좋아하는지 모른다. 음식을 온전히 맛보고 경험하지 못하는데 어떻게 알 수 있겠는가?

왜 우리는 음식을 온전히 맛보고 경험하지 못할까? 지금 먹고 있는 음식 이외의 것에 정신이 팔려있기 때문이다. 여기에 절대 변하지 않을 또 진실이 있다. 당신은 한 번에 하나의 대상에만 집중할 수 있다는 것이다. 곰곰이 생각해보면 이 말이 사실이라는 것을 알 수 있을 테다. 당신은 자신이 동시에 두 가지 일에 집중하고 있다는 착각을 일으키기 위해 재빨리 이리저리 관심을 옮겨갈 수는 있겠지만, 이 세상의 그 어떤 존재도 한 가지 이상의 대상에 동시에 집중할 수는 없다. 본질적으로 우리는 그렇게 태어났다. 여기에서 형이상학적인 이야기를 하려는 것은 아니지만, 중요한 점은 당신이 진짜 먹는 것은 그 순간에 주의를 기울이고 있는 대상이라는 것이다.

이는 만일 당신이 TV 앞에서 음식을 먹는다면 당신은 사실 TV 프로그램을 먹고 있음을 뜻한다. 만일 죄책감을 느끼면서 먹는다면 당신은 죄책감을 먹는 것이다. 만일 정서적으로 편안한 상태가 되기 위해 음식을 이용한다면 당신은 그 편안한 상태를 먹는 것이고, 도넛을 먹으면서 정서적 만족에 집중하고 있다면 당신은 도넛을 정서적 만족의 대체물로 이용하는 중이다. 이때 당신의 몸은 도넛 자체가 정서적 만족이라고 생각한다.

당신이 도넛 그 자체에 주의를 기울일 수 있을 때 비로소 당신의 몸은 도넛이 자기애나 연결, 친밀감, 또는 도넛이 대체하는 그 무엇도 아니라는 사실을 이해하게 된다. 당신의 몸이 그러한 사실을 이해한다면, 도넛은 더 이상 대체물로 작용하지 않게 되고, 도넛에 대한 갈망은 마법처럼 사라질 것이다. 마찬가지로, 당신이 과식에 대한 감각들을 온전히 경험할 수 있을 때 당신은 음식으로 대체되는 자기애나 연결, 즐거움, 또는 다른 어떤 것도 섭취하고 있지 않다는 것을 몸으로 알게 된다. 당신은 이러한 것들과 음식을 관련짓지 않는다. 음식은 그저 음식이 된다. 그게 전부다.

이런 일이 일어나게 하기 위해서는 먼저 도넛을 맛봐야 한다. 당신은 그것을 충분히, 충분히 음미해야 한다. 그것을 전적으로 경험하기 위해 온전히 그 순간에 머물러야 한다. 그러지 않는다면 어떻게 당신의 몸이 그것들의 정체를 알 수 있겠는가? 먼저 당신이 좋아해서 종종 폭식하곤 하는 음식을 가져와서 식탁에 앉은 후, 잠시 그 냄새를 맡고 그 음식에 대해 기대하는 마음을 품어보자. 그리고 아무런 방해도 받지 않고 온전히 집중하면서 그 음식을 조금씩 맛보자. 다 먹었으면, 몇 분 동안 앉아서 몸속으로 들어간 음식이 가져다주는 여운을 느껴보자.

컴퓨터나 전화, 운전을 하면서, 또는 책이나 TV를 보면서 음식을 먹는다면, 그 어떤 음식도 결코 제대로 알 수 없을 것이다. 당신이 그 음식에 대해 알 수 있는 것은 당신을 다른 활동으로부터 주의를 돌리게 할 만큼 충분히 강렬한 1% 뿐이다. 내가 대부분의 사람이 음식의 1%만을 맛본다고 말한 이유는 그 때문이다. 만일 그들이 나머지 99%를 맛볼 수 있다면, 그들은 지금까지와는 완전히 다른 음식을 선택하게 될 것이다.

오늘날 인기 있는 간식에 대해 생각해 보자. 그것의 매력은 주의력을 깨뜨릴 수 있는 그 1%의 맛 안에 있다. 그 표면의 맛이 매우 강렬한 이유는 화학조미료와 MSG, 소금, 설탕, 향신료 추출물, 그리고 그 밖의 첨가물 때문이다. 그 아래에 숨겨진 맛은 텅 비어있고 종종 역겹기까지 하지만 우리는 대개 그 부분은 맛보지 않는다.

음식을 섭취할 때 가장 은밀한 방해물 중 하나는 정신적 대화이다. 예를 들어 '이게 마지막이야. 앞으로는 절대 먹지 않을 거야. 내일부터는 새롭게 태어날 거니까.' 같은 생각을 하면서 폭식을 한다면, 그다음은 어떻게 될까? 당신은 무의식적으로 폭식을 새롭게 다시 태어난다는 긍정적인 느낌과 연결하게 될 것이다. 결과적으로 당신은 자신이 의도한 것과 정반대로 행동하게 된다.

설상가상으로, 그렇게 함으로써 당신은 실패를 위한 프로그램을 계속 짜게 된다. 당신은 지금까지 진정 원하는 것의 대체물로 음식을 이용해 왔다. 충족되지 못한 내면의 욕구는 지속적으로 욕망을 부채질할 것이다. 압력솥 이야기를 기억하자. 욕망을 상대로 한 전쟁에서 욕망은 언제나 승리한다!

이러한 덫에서 벗어나는 길은 외부의 방해물들뿐만 아니라 내면의 방해물들을 모두 놓아버리고, 자신이 먹는 음식을 있는 그대로 온전히 경험하는 것이다. 가장 중요한 것은 과식에 따라오는 죄의식과 수치심을 놓아버리는 일이다. 보통 우리는 죄의식과 수치심을 채찍으로 삼아 다음에 더 나은 행동을 하도록 스스로를 겁박한다. 하지만 폭식과 과식의 경우에 그러한 전략은 역효과를 낳는다. 그것은 사랑과 위안, 자기수용에 대한 욕구를 가속화하여, 끝없는 악순환 속에서 더 많은 폭식과 죄의식을 불러일으킬 뿐이다. 이러한 패턴에서 탈출하기 위한 유일한 방법은 근본적이고 진정한 욕구를 발견하고, 또 그것을 충족시키는 것이다. 그리고 그 욕구로 가는 길에는 즐거움이 있다. 다시 말하지만, '자신의 욕구를 충족시키면 기분이 좋다'는 그 불변의 진리 때문에.

당신이 음식에만 집중할 때, 즉 식사에 대한 신체적 감각에만 집중할 때 놀라운 일이 일어난다. 실제로 당신의 욕구를 충족시키지 못하는 음식은 더 적은 즐거움을 제공하고, 몸에 해를 끼치는 음식은 맛이 없게 느껴지기 시작한다. 이것은 어떤 노력이나 투쟁도 필요치 않은 자연스러운 과정이다. 가공 처리가 많이 된 음식이나 인스턴트식품을 섭취할 때, 당신은 식사 경험의 나머지 99%를 경험하기 시작한다. 바로 내가 좀 전에 텅 비어있고 역겹다고 묘사했던 부분이다. 그러고 나면 당신은 더 이상 그러한 음식을 원치 않게 된다. 당신의 자연스러운 욕망은 즐거움을 향해 있기 때문이다.

나는 세미나에서 음식을 한입 베어 물고 음미하는 수련을 한다. 예를 들어 사과 한 조각을 입에 넣고 즐거움에 온전히 집중하고 몰두한 상태를 유지하는 것이다. 사람들은 사과 한입에 얼마나 많은 즐거움과 풍부한 경험이 담겨있는지 알고는 깜짝 놀란다. 존재는 기쁨의 놀이터다. 이러한 사실과 연결될 때, 우리는 주변에서 매우 자유롭게 이용할 수 있는 즐거움을 더 이상 갈망하지 않게 된다. 지금 나는 음식 한입 한입을 그런 식으로 먹지는 않지만, 이따금씩 즐거움에 온전히 집중하고 몰두하면서 음식 한 조각을 먹거나 식사를 끝내곤 한다. 단지 살아있는 존재의 기본적인 행복과 다시 연결되고 스스로에게 그것을 상기시키기 위해서 말이다. 그것을 경험할 때, 우리는 이용 가능한 즐거움을 무시-음식 남용의 일반적인 패턴-하면서, 필사적으로 즐거움을 추구하는 덫에서 벗어날 수 있다.

이게 바로 앞에서 말한 자기수용을 실제로 음식에 적용한 사례다. 이는 즐거움을 추구하는 자연스러운 욕망을 신뢰하고, 진정한 욕구를 충족시킴으로써 당신의 몸이 실제로 가장 큰 즐거움을 얻는다는 사실을 신뢰하는 일이다. 당신은 자신의 몸을 신뢰하고 그 요구를 받아들인다. 당신은 더 이상 욕망과 싸우거나 즐거움을 억제하지 않는다. 그 대신 당신은 자신이 원하는 것과 기분 좋게 느끼는 것에 대해 점점 더 깊이 이해하게 된다. 당신은 긴장을 풀고 자유로워진다.

중요한 점은 당신이 진짜 먹는 것은
그 순간에 주의를 기울이고 있는 대상이라는 것이다.
이는 만일 TV 앞에서 음식을 먹는다면
당신은 사실 TV 프로그램을 먹고 있음을 뜻한다.

고통
죽이기

옛날 옛적에 불을 본 적이 없는 한 남자가 있었다. 어느 날 그는 문명 세계로 가 난생처음 난로를 보았다. 그는 뜨거운 코일을 만져보면 재미있을 것 같다고 생각했다. 앗, 뜨거워! 정말 아팠기 때문에 그는 두 번 다시는 그런 짓을 하고 싶지 않았다. 당신과 마찬가지로, 그는 "나는 난로에 손을 넣고 싶지만, 그러면 피부 조직에 손상을 입을 테고, 감염될 수도 있어. 그러니 그러지 않는 게 좋겠어"라고 스스로를 설득할 필요가 없었다. 당신은 자신의 코를 정말 세게 꼬집지 않기 위해 의지력을 발휘할 필요가 있는가? 자신의 눈을 심하게 찌르지 않기 위해 의지력을 발휘할 필요가 있는가? 물론 그렇지 않다. 고통을 피하는 것은 우리의 본성이기 때문이다.

　하지만, 그 남자의 형은 그렇게 운이 좋지 않았다. 그가 문명 세계로 들어갔을 때, 한 어리석은 인류학자가 그에게 마치 크림 한 통을 주면서 이렇게 말했다. "혹시 다칠 경우를 대비해서." 그 남자는 자신의 양손에 크림을 바르고는 아름답게 타오르는 뜨거운 난로에 양손을 갖다 댔다. 그는 한참 지나서야 고통을 느끼기 시작했다. 그때까지는 난로에 손을 대고 있다는 사실조차 망각할 정도였다. 그는 크림을 좀 더 발랐다. 문제가 해결됐다! 꽤 오랜 시간이 흐르도록 그는 뜨거운 난로에 계속 손을 대고 있었다. 그러지 않아야 할 이유가 있을까? 그의 손은 점점 상처가 깊어지고 있었지만, 그는 그 이유를 알지 못했다. 그가 아는 거라곤 마치 크림이 일시적으로 통증을 덜어줄 수 있다는 것뿐이었다. 하지만 상처가 퍼지고 괴저가 시작되자, 크림의 효과는 점점 떨어지기 시작했다. 그는 더욱더 강력한 진통제를 사용해야 했다.

　그 남자는 고통의 경험을 난로를 만지는 행동과 통합할 기회가 없었기 때문에, 그렇게 하면 안 된다는 것을 결코 몸으로 깨달을 수 없었다. 자신의 문제가 점점 더 심각해지자, 그는 손이 아픈 이유를 알아내기 위해 온갖 종류의 이론서를 찾아 읽었다. 그 이론들은 "이건 이래서 네게 안 좋고, 저

건 저래서 네게 안 좋아"라고 알려주었다. 그는 자신이 이런 저런 일을 하는 것을 막기 위해 그 지식을 적용하려 했지만, 어떤 지식이 옳은지 그가 어떻게 확신할 수 있을까?

우리 사회에 사는 대부분의 사람은 이 두 번째 남자와 매우 닮았다. 우리도 "이 음식은 네게 안 좋고, 저 음식은 널 살찌게 만들어. 그리고 이 음식은 암을 유발하고, 저 음식은 심장병을 유발해"라는 말을 듣고 살지만, 우리가 그것들을 어떻게 실감하겠는가? 어떻게 하면 단지 머리만이 아니라 몸으로 알 수 있을까? 우리가 자신의 눈을 찌르지 않도록 조심해야 한다는 것을 어떻게 확실히 깨달을 수 있을까?

결국 그 두 번째 남자는 마취 크림과 진통제 사용을 중단했고, 곧 자신이 지속적으로 아팠던 이유를 분명히 알게 되었다. 그는 뜨거운 난로를 만지면 몸에 해롭다는 것을 책에서 읽었지만 지금까지 그 사실을 믿지 않았다. 이제는 정말 아프다! 그는 더 이상 그런 것들을 만지고 싶은 욕망이 조금도 생기지 않는다. 그에게 필요한 유일한 의지력은 지나간 고통의 경험을 천천히 떠올려 보는 것, 즉 자신이 그동안 쌓아온 오랜 습관을 깨기 위해 필요한 마음 챙김뿐이었다.

마찬가지로, 당신은 과식과 설탕이 자신의 몸에 해롭다는 것을 머리로는 알고 있지만 몸으로는 그렇지 않다. 몸으로 그것을 아는 방법이 딱 한 가지 있다. 바로 그것을 느끼는 것이다. 고통을 일으키는 선택의 결과를 온전히 느낄 수 있을 때, 당신은 자기 눈을 찌르는 것과 같은 선택을 더 이상은 반복하고 싶지 않게 된다.

불행히도, 우리의 문화는 두 번째 이야기 속 남자처럼 되도록 우리를 조건화해 왔다. 불편이나 고통을 겪을 때마다 우리는 그것을 느끼지 않기 위해 무언가를 한다. 의사에게 찾아가 고통을 호소하고, 기꺼이 진통제를 받는다. 우리는 통증에 긍정적인 목적이 있다고 믿지 않기 때문에 치료의 중요한 목적 중 하나가 고통을 느끼지 않게 하는 방법을 찾는 것이 되었다. 우리는 약물, 또는 좀 더 미묘한 수단을 통한 다양한 형태의 자기 치료를 할 때에도 그와 같은 방법을 찾는다. 그중 하나가 즐거움을 추구하는 것이다. 손님들을 접대할 때, 당신은 그들을 자신의 집으로 데려온다. 생각을 즐길 때, 당신은 그 생각을 자신의 머릿속으로 가져온다. 즐거움을 느낄 때, TV는 당신을 자기 자신으로부터 벗어나게 해준다. TV나 영화, 게임, 또는 당신의 관심을 끌 수 있는 건 무엇이든 고통이나 불편함을 느끼지 않게 해준다. 당신의 기분을 좋게 해줄 수 있는 건 뭐든 좋다.

물론, 고통을 유발하는 실제 상처가 있다면, TV를 보거나 과자를 먹거나 독한 술을 마시는 것으로 그 고통이 사라지지는 않을 것이다. 게다가 치유되지 않은 상처는 기분 전환 효과가 점점 떨어지면서 더 큰 고통을 야기하는 경우가 흔하다. 이것이 바로 중독의 기본 역학이다.

어떤 물질이나 활동이 일시적으로 아픔을 잊게 해주지만 상처를 치유해 주지 못한다면 잠재적으로 중독성이 있는 것이다. 대부분의 중독자는 어린 시절에 가해진 깊은 상처로 고통을 받는다. 사실, 나는 우리 문화권에 사는 모든 사람이 어느 정도 상처를 입은 상태에 있으며, 그 상처의 성격에 따라 다양한 중독에 끌린다고 생각한다.

중독의 논리에 따르면, 우리는 치유되지 않은 상처의 고통을 영원히 마비시킬 수 있다. 일련의 일시적인 해결책으로 우리를 무한정으로 기분 좋게 해줄 수 있다는 것이다. 저녁을 너무 많이 먹어서 기분이 나빠졌는가? 그럼 디저트를 먹자. 그런데 기분이 더 나빠졌는가? 그럼 담배를 피우자. 5분 뒤에 기분이 훨씬 더 나빠졌다고? 그럼 DVD를 보자. 그리고 술을 마시고 잠자리에 드는 거다. 고통에서 벗어나 기분을 좋게 하기 위한 탐색은 끝도 없이 이어진다. 충분히 이해한다. 모든 존재는 기분이 좋아지기를 바란다. 근본적으로 중독의 논리에는 아무런 문제가 없다. 단, 그것이 효과가 없다는 걸 제외하곤 말이다. 그것이 우리에게 하는 약속은 거짓이다. 나는 그것을 '세상에서 세 번째로 오래된 거짓말'이라고 부른다. 상처를 치유하지 않고도 고통을 피할 수 있다는 주장 말이다. 하지만, 더 이상 도망칠 곳 없이 막다른 지경에 이른 중독자라면 당신에게 이렇게 말할 것이다. "지연된 모든 고통은 결국 당신을 기다린다."

의존성만으로 중독되지는 않는다. 우리는 호흡에 의존할 수밖에 없지만, 호흡에 중독되지는 않는다. 숨을 참는 것은 불편하지만 다시 숨을 쉬는 것은 불편함으로부터 자신의 주의를 다른 곳으로 돌리는 게 아니다. 당신은 실제로 산소에 대한 진정한 욕구를 충족시키고 있는 것이다. 이게 바로 당신이 기분 좋아지기 위해 호흡량을 끝없이 늘려야 할 필요가 없는 이유이다!

음식도 마찬가지다. 만일 몸의 진정한 욕구인 에너지나 비타민, 미네랄, 지방, 아미노산 등을 충족시키기 위해 음식을 섭취한다면, 당신은 음식에 중독되지 않는다. 그러한 욕구들이 충족되지 않을 때 일어나는 불편함의 유형을 우리는 '배고픔'이라고 부른다. 아주 간단하다. 그렇지 않은가? 우리가 음식을 먹고 나면 그 느낌은 사라진다. 왜냐하면 우리는 진정한 욕구를 충족시켰기 때문이다.

그 상황은 음식 중독과는 전혀 다르다. 음식 중독의 경우, 음식에 대한 욕구가 전혀 없지만 우리는 어쨌든 기분을 좋게 하기 위해 음식을 먹는다. 그것은 마치 마약 같아서 잠깐은 효과가 있지만 진정한 욕구가 충족되지 않기 때문에 우리는 곧 다시 기분이 나빠진다. 자연스럽게, 우리는 지난 번에 효과가 있었던 일을 반복한다. 더 많은 음식을 먹는 것이다. 이것이 전형적인 중독의 악순환이다. 이 중독의 힘은 매우 강력해서 많은 사람이 너무 많은 음식을 먹음으로써 야기된 불편함을 누그러뜨리기 위해 또다시 음식을 먹게 된다.

일시적으로 기분을 더 좋게 하기 위해 음식이나 중독 물질을 반복적으로 사용하는 것은, 위의 두 번째 이야기 속 남자가 자신의 화상 입은 손에 끊임없이 마취 크림을 바르거나 갈증을 해소하기 위해 아이스크림을 먹는 것과 같다. 그것은 근본적인 욕구를 충족시켜 주지 못할 뿐만 아니라 우리가 그러한 욕구를 찾는 것 또한 방해한다.

고통을 저지하기 위해 우리가 하는 일들은 내면의 상처를 치유하지 못할 뿐만 아니라 그 상처를 견딜만한 것으로 만들어버린다. 그것들은 상처 입고 고통받는 존재 상태를 영구화하며 끊임없는 불안과 초조를 불러일으킨다. 평화는 없다. 왜냐하면 느껴지지 않는 고통이, 주의가 산만해지지 않는 어떤 순간이 오기를 기다리면서 언제나 그곳에 있기 때문이다. 그것은 지루함, 즉 그저 존재하는 것만으로도 고통스러운 느낌의 근원이다. 당신은 지루해서 음식을 먹어 본 적이 있는가?

통증을 지연시키는 마비가 상처를 영구화하는 것이 사실이라면, 상처를 찾고 치유하는 데 고통이 도움될 수 있다는 것도 사실일까? 우리는 지금까지 고통이라는 적을 만들어왔다. 고통이 실제로 치유에 도움이 될 수 있을까? 나는 우리 존재의 모든 부분에는 목적이 있다고 믿는다. 다음 챕터에서는 고통의 목적과 그것이 어떻게 당신의 몸을 치유하고 당신의 인생을 변화시키는 데 도움을 줄 수 있는지에 대해 설명할 것이다.

우리도 "이 음식은 네게 안 좋고, 저 음식은 널 살찌게 만들어. 그리고 이 음식은 암을 유발하고, 저 음식은 심장병을 유발해" 라는 말을 듣고 살지만, 우리가 그것들을 어떻게 실감하겠는가?

고통
느끼기

옛날 옛적에 압정을 깔고 앉은 한 여자가 있었다. 운이 좋게도 압정이 들어가는 순간에는 신경을 건드리지 않았지만 이내 통증이 느껴지기 시작했다. 그녀는 자신의 엉덩이가 아픈 이유를 알지 못했다. 하지만 상당한 불편함이 느껴졌고, 곧 둔부 전체로 통증이 퍼져나갔다. 그녀는 엉덩이를 부여잡고는 절뚝거리며 걷기 시작했다. 그녀는 온몸이 줄곧 아팠지만 그 이유를 알지 못했다.

그녀는 의사를 찾아가 도움을 청하며 말했다. "몸 여기저기 안 아픈 데가 없어요." 의사는 진통제를 조금 처방해 주었고, 그것은 잠시 도움이 되었지만 결국 복용량을 늘렸음에도 불구하고 그녀를 더 기분 좋게 만들어주지는 못했다. 그녀는 친구들에게 도움을 요청했다. 그들은 그녀의 관심을 다른 데로 돌림으로써 기분을 띄워주려 애썼다. 한 친구가 말했다. "우리 쇼핑 가자!" 다른 친구가 말했다. "도넛을 먹으러 가는 건 어때?" 세 번째 친구가 말했다. "술이나 마시러 가자!" 하지만 이러한 해결책들은 의사의 진통제와 다름없었다. 쇼핑이 끝나고 도넛을 다 먹자마자, 그 여자는 다시 기분이 나빠졌다.

스스로 현명하다고 생각하는 또 다른 친구들은 온갖 종류의 철학적 조언을 해주었다. 한 친구가 말했다. "시간이 흐르면 해결되겠지. 그러니 인내심을 갖고 견뎌봐." 또 다른 친구가 말했다. "네 고통은 나쁜 업보의 결과야. 네가 그 업보를 모두 청산할 때, 고통도 사라지게 될 거야." 세 번째 친구가 말했다. "인생은 원래 고통스러운 거야. 고통으로부터 초연해져야 해. 그러면 기분이 좋아질 거야."

다행히 그녀는 용감하고 강한 여자였다. 당신이 비만한 상태에 있는 것에 진저리가 나듯, 그녀 또한 변함없이 고통스러운 상태에 있는 것에 진저리가 났다. 그리고 당신이 비만을 자신의 영구적인 상태로 생각하지 않듯, 그녀 또한 삶이 그와 같은 거라고 생각하지 않았다. 어느 날 그녀가 말했다. "이 정도면 충분해! 더 이상 고통을 피하지 않을 거야(결국, 도피는 더 이상 효과가 없다). 이제부터는 고통을 있는 그대로 느껴볼 거야."

그녀는 자신의 마음을 다른 데로 돌리고 다른 무언가를 생각하려는 시도를 멈췄다. 자리에 앉아 자신의 고통을 있는 그대로 느끼는 일에 집중했다. 반복적으로. 그리고 수년이 지난 후, 마침내 그녀는 자신의 고통에 온전히 집중할 수 있었다(당신도 알다시피, 이게 바로 고통이 원하는 것이다. 관심을 주지 않으면 고통은 더 크게 외친다).

여자는 한동안 자신의 고통을 온전히 느끼는 경험을 한 후, 전에는 몰랐던 것들을 알아차리기 시작했다. 즉, 지금까지 '고통'이라는 이름으로 한데 뭉뚱그렸던, 자기 몸의 각기 다른 부위의 수많은 감각들을 알아차리기 시작한 것이다. 우리는 고통이라는 하나의 단어를 너무나 많은 것을 아우르기 위해 사용한다. 그녀는 집착과 불안, 보상이라는 껍질로 겹겹이 둘러싸인 자신의 둔부에서 통증이 퍼져 나오는 것을 알아차렸다. 그녀는 생각했다. '아! 통증이 시작되는 곳이 바로 여기구나.' 곧 그 부위가 명백해졌다. '혹시 엉덩이에 압정이 박혔나?' 그녀는 자신의 엉덩이 쪽으로 손을 뻗어 압정을 뽑았다.

통증은 두 가지 중요한 기능을 한다. 첫 번째 기능은 이미 언급한 것으로, 우리가 스스로를 해치고 있다는 것을 경고하기 위해서다. 통증은 우리 몸의 일부가 우리에게 전달하는 메시지다. "안 돼! 그러지 마."

두 번째 기능은 주의를 환기하는 것이다. 통증은 상처에 주의를 집중시킨다. '관심이 가는 곳으로 에너지가 흐른다'는 말이 있다. 통증은 관심을 유도하고, 따라서 상처의 근원으로 치유에너지를 보낸다.

도표 4. **통증의 목적**

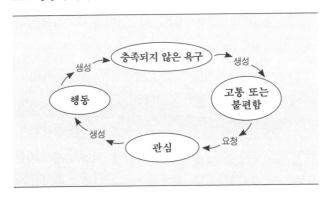

• 통증은 우리가 놓치고 있는 것이나 우리를 해치고 있는 상처에 관해 관심을 요청한다.

심지어 다른 어떤 행동 없이도, 관심은 그 자체로 모든 것을 치유한다. 당신은 진정한 의사나 치유자 앞에 앉아있는 것만으로도 기분이 좋아짐을 느낄 수 있다. 좋은 친구가 당신의 이야기에 진정으로 귀 기울여줄 때도 같은 일이 일어난다. 당신은 아무런 행동도 하지 않았지만 이미 기분이 좋아짐을 느낀다. 그리고 엉덩이에 압정이 박힌 여자처럼, 관심의 결과는 종종 자연스럽고, 즉각적이며, 별로 어렵지 않게 느껴지는 새로운 종류의 행동으로 나타난다.

고통을 피함으로써 당신은 치유를 피하고 있다. 하지만 이 말을 정확하게 이해해 주기를 바란다. 나는 지금 당신에게 고통을 찾아내라고 하는 게 아니다. 단지 몸이 보내는 메시지에 귀를 기울이라는 것이다. 좀 더 깊은 차원에서, 내가 정말로 당신에게 말하고 싶은 것은 그저 존재하라는 것이다. 느낄 수 있는 모든 것을 느끼기 위해.

'욕구를 만족시키면 기분이 좋다'라는 즐거움의 원리를 떠올려 보자. 하지만 기분 나쁜 것을 경험하지 않았다면, 우리는 어떻게 자신의 기분을 좋게 만드는 것을 정확히 선택할 수 있을까? 만일 위의 이야기 속 두 번째 남자가 화상을 경험해 보지 않았다면 어떻게 뜨거운 난로를 만지지 않겠다고 선택할 수 있을까? 만일 당신이 과식했을 때의 불편함을 온전히 느껴보지 않았다면 어떻게 과식을 하지 않는 것을 선택할 수 있을까? 당신이 지금 있는 그대로의 자신을 온전히 경험해 보지 않았다면, 어떻게 지금과는 다른 존재 상태를 선택할 수 있을까?

좋은 소식은 아무리 멈추려 해도 결국 당신은 고통을 느낄 수밖에 없다는 것이다. 당신을 포함해 이미 많은 사람이 그 지점에 도달해 있다. 만성적 비만 상태에 수반되는 다양한 종류의 감정적, 신체적 고통을 피할 방법은 더 이상 없다. 이제 나는 당신에게 그 저항의 마지막 파편을 제거하고, 지금 있는 그대로의 자신으로 존재하는 것이 어떤 느낌인지 온전히 느껴보기를 요청한다. 당신이 매일 선택하는 음식도 마찬가지다. 당신이 매일 선택하는 음식의 결과를 온전히 느껴보라. 나는 당신에게 그것에 대해 무언가를 하라고 요구하는 게 아니다. 이러한 통제의 방법은 지금까지 효과가 없었다. 그저 온전히 느껴야만 마법적인 힘을 발휘할 수 있다.

형편없는 음식 선택으로 인한 불편을 온전히 느끼는 것은 자기 자신을 고문하기 위해서가 아니다. 그것은 나쁜 행동에 대한 처벌이 아니다. 그저 당신이 그 결과들을 통합할 수 있도록 하기 위해서다. 원하는 만큼 뜨거운 난로를 만져보자. 단, 그 결과들을 확실히 느껴라. 곧 당신은 더 이상 그런 형편없는 선택을 하고 싶은 욕망이 생기지 않을 것이다. 당신은 자기 자신을 멈추기 위해 정신적 위협을 가할 필요가 없다. 왜냐하면 당신은 기분이 좋아지고 싶기 때문이다. 이것이 바로 음식과의 관계에 혁명을 가져올 단순한 진실이다.

여기에서 목표는 고통이 아니라 즐거움이다. 즐거움과

욕망은 당신의 친구다. 따라서 즐거움 또한 온전히 느낄 수 있어야 한다. 나는 지금 당신이 먹는 음식에 더 많은 관심을 기울여 달라고 부탁하고 있는 것이다. 과식을 하는 많은 사람은 음식을 너무 좋아하는 것이 자기 문제라고 생각한다. 사실은 정반대다. 그들은 음식을 충분히 좋아하지 않는다. 최근 한 과체중 여성이 자신이 얼마나 콜라를 좋아하는지 내게 말해주었다. 그녀는 차가운 코카콜라를 마시며 컴퓨터 앞에서 휴식을 취하는 것만큼 좋은 건 없다고 말했다. 하지만 나는 그녀가 정말 콜라를 좋아한다고 생각하지 않는다. 그녀는 느긋하게 쉴 수 있는 그 시간 자체를 좋아하는 것이다. 만일 그녀가 콜라를 제대로 맛본다면 어떻게 될까? 천천히 조금씩 음미해 본다면 말이다. 그녀는 콜라가 정말로 자신이 원하는 것이 아님을 깨닫게 될 테다. 그녀는 다른 무언가, 즉 휴식을 취하기 위한 수단으로 콜라를 이용하고 있는 것이다.

이 책은 당신에게 오히려 음식을 더 많이 즐기라고 이야기한다. 음식이 제공할 수 있는 즐거움의 입자 하나하나를 모두 찾기를 권한다. 당신은 음식을 사랑하는 일에 대해 진지해질 것이다. 당신은 자신의 몸이 선천적으로 기분이 좋아지기를 원하며, 이미 그렇게 하는 방법을 알고 있다는 사실을 깨닫게 될 것이다. 비만과 질병은 부자연스러운 상태다. 즉, 끊임없이 인위적인 노력에 의해서만 유지될 수 있는 상태인 것이다. 이러한 노력이 습관이 되었기 때문에 비만이 당신의 기본 상태로 보이곤 한다. 하지만 이제 노력하고 강요하는 이런 평생의 습관을 버리고 자신의 위대한 건강과 체력이라는 생득권을 되찾을 시간이다.

즐거움과 욕망은 당신의 친구다.
따라서 즐거움 또한 온전히 느낄 수 있어야 한다.

음식 분별을 위한
세 가지 만트라

나는 우리가 지금까지 살펴본 원칙들을 적용할 수 있도록 세 가지의 간단한 만트라를 만들었다. 그것들은 모두 당신과 음식과의 관계를 완전히 재프로그래밍하기 위한 매우 간단하고도 급진적인 방법이다. 만트라(mantra)란 자기 자신에게 끊임없이 반복하는 문장이다. 내가 이 세 가지 원칙을 '만트라'라고 부르는 이유는 그 원칙이 일반적인 사고방식과는 꽤 이질적이라 시간을 들여 반복하고 연구할 필요가 있기 때문이다.

만트라를 가장 효과적으로 사용하는 방법은 만트라에 온전히 주의를 기울이고 그것을 이해하면서 말하는 것이다. 그럼으로써 당신은 그 단어뿐만 아니라 그 너머의 의미까지 스스로에게 반복하게 된다. 기계적으로 단어만 반복한다고 해도 그 의미는 점점 더 깊은 차원의 의식을 파고들 것이고, 당신은 자연스럽게 그 단어의 새로운 의미를 이해하게될 테다.

내가 음식 분별을 위한 세 가지 만트라를 설명할 때 그어떤 두려움 반응(fear response)이 일어나는지 알아차려라. '진실이라기에는 너무 좋은' 형식으로 보일지도 모른다. 신뢰할 준비가 되었다고 느낄 때만 그것들을 사용하자. 만일 그렇지 않다면 준비될 때까지 기다리는 것이 좋다. 스스로에게 두려움을 넘어서라고 강요할 필요가 절대 없다는 것을 명심하자. 미지의 세계로 들어갈 준비가 되었을 때, 당신은 자신이 준비되었음을 알게 된다. 그리고 당신은 그것을 간절히 바라게 될 것이다. 보다시피 음식 분별을 위한 아래의 만트라들은 미지의 세계로 들어가는 하나의 단계일 뿐이다. 자신의 타고난 주의력과 펼쳐지고 변화하려는 타고난 욕망을 신뢰해 보자.

만트라 1: 나는 내가 원하는 만큼 먹도록 스스로에게 온전히 허락한다.

만트라 2: 나는 내가 원하는 것은 무엇이든 먹도록 스스로에게 온전히 허락한다.

만트라 3: 나는 내가 먹는 모든 것에서 온전한 즐거움을 느낀다.

꽤 위험하게 들린다. 그렇지 않은가? 그래서 나는 당신이 그것들을 적용해 온전한 혜택을 누릴 수 있도록 하기 위해 이 만트라들을 문맥 속으로 집어넣어 보았다.

만트라 1: 나는 내가 원하는 만큼 먹도록 스스로에게 온전히 허락한다.

당신은 이 만트라를 이렇게 단순화할 수도 있다. '나는 내가 원하는 만큼 먹을 수 있다.' 또는 '나는 원하는 만큼 먹어도 된다.' 당신에게 효과가 있거나 이 참뜻을 이해할 수 있다면 이 중 어떤 만트라를 사용해도 좋다.

이 만트라가 의미하는 바는 스스로를 제한하려는 어떤 의도도 품지 않고 식탁 앞에 앉아있으라는 것이다. 이로써 당신은 안도감을 느끼게 된다. 그러한 의도는 실제로 효과가 없기 때문이다. 식사를 하는 내내 '내가 원하는 만큼'이라는 문구를 끊임없이 상기해라. 어느 시점에 이르러 배가 부르기 시작하면, 당신은 계속 먹을지, 아니면 그만 먹을지를 고민하게 된다. 당신의 뿌리 깊은 습관은 이런 생각을 유도한다. '더 먹을까? 그만 먹을까? 한 그릇 더 먹어도 괜찮 겠지? 너무 많은가? 그 정도는 괜찮겠지? 몸에 안 좋을까?' 이제 이러한 습관들을 놓아줄 때가 되었다. 당신은 더 이상 "안 돼!"라고 말하는 대신 스스로에게 그저 "더 먹고 싶어?" 라고 묻게 될 것이다. 자신의 진정한 욕망을 발견하고 그것 을 신뢰해야 한다. 꽤 많은 사람이 이와 같은 방식으로 식사 하지 않게 된 지가 너무 오래되었다.

오랜 시간에 걸쳐 이런 방식으로 식사를 한다면, 당신 은 자신이 원하는 만큼 먹는 새로운 습관을 기를 수 있을 것 이다. 자기부정의 체제 안에서 우리는 '내가 원하는 만큼' 과 '내가 목구멍으로 쑤셔 넣을 수 있는 만큼'을 같은 의미 로 받아들인다. 이것은 자기 자신에 대한 불신이다. 우리는 이제 다른 길로 나아가려 한다. 당신은 자신의 진정한 욕망 이 입에 음식을 밀어 넣는 것이 아님을 알게 될 것이다. 원 하는 만큼 먹도록 스스로에게 온전히 허락할 때, 당신의 무 의식은 안도의 한숨을 내쉰다. 당신은 자신이 원하는 것 이 상으로 먹는 것을 스스로에게 허락하지 않게 된다. 한번 생 각해 보자. '내가 원하는 만큼'은 '내가 원하는 것' 그 이상도 그 이하도 아니다.

과식을 하는 당신이 이 만트라를 연습한다면, 시간이 흐르면서 당신은 놀라운 사실을 발견하게 될 테다. 스스로 원하는 만큼 먹도록 허락함으로써, 오히려 더 조금 먹게 된다. 왜냐하면 당신은 그 모든 음식을 진정으로 원한 적이 없기 때문이다. 당신은 분명 지금까지 그러한 기분을 여러 번 느껴봤을 테다. '내가 왜 그걸 먹었지? 정말 먹고 싶지 않았는데'라고 의아해하면서 말이다.

이 만트라에 내재되어 있는 자기신뢰에는 두 단계가 있다. 첫째, 당신은 자신의 몸이 정말로 적당량의 음식만을 원한다는 것을 믿는다. 당신은 자기 몸의 타고난 성향이 비만이 아니라 건강을 향하고 있음을 믿는다. 둘째, 당신은 자신의 진정한 욕망이 무엇인지 알고 있음을 신뢰한다. 당신은 자신이 충분히 먹었을 때를 알고 있음을 신뢰하고, 자신이 그 지점에 이르렀을 때 자연스럽게 그만 먹을 것임을 신뢰한다. 다시 말해, 당신은 욕망을 신뢰하고, 신뢰를 신뢰한다.

여기서 한 가지 경고할 것이 있다. 만일 당신이 실제로 이 만트라를 사용하지 않으면서 사용하는 척한다면 역효과를 가져올 수 있다는 점이다. '좋아, 내가 원하는 만큼 먹도록 스스로에게 온전히 허락할 거야. 단, 내가 그래야 한다고 생각하는 경우에만'이라고 생각한다면 그것은 온전한 허락이 아니다. 만일 당신이 자신의 식습관을 관찰하고 평가한다면 진정한 욕망을 깨달을 수 없을 것이다. 이때 당신은 실제 음식이 아니라 관찰과 평가를 경험하게 될 것이

다. 허락은 완전해야 한다. 당신은 자신의 무의식을 속일
수 없다.

중요한 점은 당신이 실제로 얼마나 많이 원하는지 '생
각'해 낼 수 없다는 것이다. 당신은 자기 몸의 욕망을 알아
내기 위해 머리를 이용할 수 없다. 몸은 자신만의 언어로 이
야기하기 때문이다. 음식 욕망의 언어는 굶주림이다. 주의
를 기울인다면, 당신은 '굶주림'이라는 단어로 묶을 수 있는
매우 다양한 감각들이 있음을 발견하게 될 것이다. 그중 일
부는 실제 굶주림이 아니거나, 최소한 음식에 대한 굶주림
이 아니다. 따라서 이 만트라로 작업하는 또 하나의 방법은
식사를 하는 도중에 자신에게 이렇게 물어보는 것이다. '나
는 여전히 음식을 갈망하고 있는가?' 원하는 답변에 대한
집착을 놓아버리자. 아마도 당신은 내가 적게 먹고 살을 빼
기 위해 '아니요'라는 대답을 기대할 거라 생각할지도 모른
다. 그렇지 않다. 열린 마음을 갖고, 두 가지 답변을 모두 존
중해야 한다. 이것이 바로 당신의 진정한 식욕에 대한 권위
를 회복하는 방법이다. 그러한 권위를 되찾을 때, 음식은 더
이상 다른 욕구들의 대체물이 되지 않을 것이다.

당신이 '나는 여전히 음식을 갈망하고 있는가?'라는 질
문에 '네'라고 하는 자신의 답변을 온전히 신뢰할 수 있을
때, 비로소 '아니요'라는 답변 또한 쉽고 자연스럽게 신뢰하

게 될 것이다. 당신은 통제를 놓아버리고 자기 자신을 비판하기를 포기하게 된다. 그런 것들은 지금까지 효과가 없었다! 당신은 일정 기간 진정한 자기신뢰를 시도해 본 적이 있는가? 억눌린 욕망의 폭발이 아닌, 지속적인 자기허용과 자기신뢰를? 아마도 아닐 것이다. 왜냐하면 우리 사회에서 그렇게 하는 것은 가히 혁명적이라고 부를 수 있을 만큼 엄청나게 큰 도약이기 때문이다.

만트라 2: 나는 내가 원하는 것은 무엇이든 먹도록 스스로에게 온전히 허락한다.

자신이 먹고 싶은 음식을 거의 먹지 않는 사람들이 많다. 그들이 음식을 고르는 방식에는 두 가지가 있다. 먼저 통제 방식이다. 여기에서는 합리적인 기준이 각각의 음식 선택을 지배한다. "이 음식이 몸에 좋을까? 몇 칼로리일까? 내가 먹을 자격이 있을까? 저지방 또는 저탄수화물인가? 내 혈액형이나 아유르베다(고대 인도의 전통의학 – 편집자)형, 또는 신진대사형에 맞는 음식인가?"

다음으로는 통제 불능 방식이 있다. 이것은 통제 방식에 대한 반작용이다. 통제 불능 방식에서 사람들은 그런 마음의 기준에 귀 기울이기를 중단한다. 이는 긍정적인 단계지만 불행히도 몸의 진정한 욕망에도 귀를 기울이지 않는다. 압력솥의 비유로 돌아가 보자. 수증기가 이음새 곳곳에서 새어 나오고 있지만, 정작 원래의 수증기 배출 구멍으로는 나오지 않는다. 진정한 욕망이 지금까지 너무나 오랫동안 억눌려 있었기 때문에 그 욕망의 힘을 통제할 수 없는 것이다.

원하는 것은 무엇이든 먹도록 스스로에게 허락한다면, 당신은 음식을 선택하기 전에 잠시 멈추고 '내가 지금 정말로 먹고 싶은 음식이 (만일 있다면) 무엇인가?'라고 물어야 한다. 이러한 욕망이 음식이 아닌 것에 대한 욕구에서 나오는 것일지도 모른다고 너무 걱정하지 말자. 그저 그 순간 자신의 선택을 존중하자. '아무것도 원하지 않는다'는 언제나 하나의 선택이 될 수 있다. 혹은 당신이 진정으로 원하는 것이 한 잔의 물일 수도 있다(음식이 아닌 것에 대한 욕구가 음식으로 대체될 때, 사람들은 종종 목이 마를 때 무언가를 먹게 된다).

지금 자신이 무엇을 욕망하고 있는지 알아내려 애쓰지 말자. 그 대신 자기 몸의 욕망을 직접 느끼고, 자신의 선택을 정당화하거나 합리화하는 모든 근거와 논리를 무시해 버리자. 거듭해서 자기 자신에게 이렇게 말하자. '나는 내가 원하는 건 무엇이든 먹을 수 있다.'

첫 번째 만트라와 마찬가지로 이 만트라를 지속적으로

연습한다면, 입맛이 변하게 된다. 당신은 한때 자신이 원했거나 원한다고 생각했던 것들이 더는 매력적이지 않음을 깨닫게 될 것이다. 단지 자신이 원하는 것은 무엇이든 먹도록 스스로에게 허락하는 것만으로 그러한 성과를 얻을 수 있다. 더 이상 투쟁은 필요 없다.

당신이 해야 할 유일한 노력은 기억하는 것뿐이다. 냉장고나 찬장을 열기 전에, 몸의 욕망을 느끼기 위해 잠시 멈춰야 한다는 것을 기억하자. 이러한 행동은 당신에게 도움이 된다. 자신이 가장 원하는 것을 선택하기 위해 스스로에게 잠시 멈출 수 있는 호의를 베풀자. 통제 불능 방식은 식당에 갈 때마다 매번 메뉴판 맨 위에 있는 요리를 주문하는 것과 같다. 전체 메뉴를 찬찬히 읽어보는 시간을 갖자. 그래야만 당신은 가장 맛있고, 또 가장 만족할만한 요리를 선택할 수 있다.

이 만트라를 말할 때 자신이 드물게 호사를 누릴 수 있는 순간이라고 상상해 보자. 이 모든 멋진 선택들이 당신을 기다리고 있고, 당신은 최고의 것을 선택할 수 있다! 원하는 것은 무엇이든 먹을 수 있다! 실제로 원하지도 않는 것을 선택함으로써 이 놀라운 기회를 낭비하지 말자. 원하는 것을 선택할 수 있는데 굳이 덜 좋아하는 것을 선택할 이유가 있을까?

비록 당신의 이성과 지식이 해롭다고 말하는 음식을 선택하게 되더라도 걱정하지 말자. 당장의 음식 선택은 지금 당신이 쌓고 있는 새로운 습관보다 덜 중요하다. 다시 말하지만, 그러한 습관은 자기신뢰에서 나온다. 매번 죄책감이나 정당화 없이 자신의 욕망에 따라 선택한다면, 당신은 지금 자신을 신뢰하고 있다는 메시지를 스스로에게 보내고 있는 것이다.

만트라 3: 나는 내가 먹는 모든 것에서 온전한 즐거움을 취한다.

많은 사람이 자신의 몸과 욕망으로부터 소외되어 있다. 그들은 '지금 당신이 원하는 것은 무엇인가?'라는 질문에 '나는 ○○하기를 원한다고 생각해'라고 대답하곤 한다. 원하는 것은 생각하는 것이 아니라 그저 느낄 수 있을 뿐이다. 하지만 우리의 교육 체계와 문화는 느낌보다 생각을 강조하기 때문에 우리는 종종 특정한 느낌에 생각을 대입하려 애쓴다.

만트라 1과 만트라 2를 사용하기 시작할 때, 당신은 자신의 진정한 욕망에 대해 종종 확신하지 못하는 시기를 경험한다. 괜찮다. 그것은 시간이 흐를수록 점점 명확해질 것이기 때문이다. 하지만 그 과정을 가속화하기를 원한다면 이 세 번째 만트라를 적용해 보기를 권한다. '나는 내가 먹는 모든 것에서 온전한 즐거움을 취한다.' 여기에는 중요하고도 서로 밀접한 관련이 있는 두 가지 혜택이 있다.

첫째, 이 만트라는 음식에 관한 한 당신으로 하여금 생각이 아닌 느낌에 주의를 기울이는 데 익숙해지게 한다. 그 음식이 얼마나, 어떻게 '당신에게 좋은가'와 같은 정신적 지식은 결코 큰 효과를 발휘하지 못했다는 사실을 기억하자. 당신은 신체적 지식, 즉 진정한 욕망이 생겨나는 몸에 대한 지식이 필요하다.

둘째, 이 만트라는 당신이 선택한 결과들을 몸 안에서 통합할 수 있도록 도와준다. 좋은 선택을 했다면, 당신은 그 결과로 얻을 수 있는 즐거움과 만족을 통합한다. 나쁜 선택을 했다면 불편함을 통합한다. 다음번에 당신의 욕망은 자신의 몸 안에서 훨씬 더 선명해질 것이다.

사람들이 고통의 경험을 피하려고 하는 것은 어쩌면 당연한 일이다. 하지만 당황스러운 점은 그들이 종종 즐거움의 경험 또한 피하려고 한다는 사실이다. 우리는 종종 자신이 좋아하는 음식을 온전히 즐기기 위해 시간을 내거나 주의를 기울이지 않는다. 다음에 사탕이나 감자튀김, 또는 과자 한 봉지를 먹을 때, 입안에 든 음식을 다 씹기도 전에 관심이 이미 다음 한 입이나 또 다른 과자로 옮겨가 있는 건 아닌지 주의를 기울여보자. 당신은 즉각적인 감각에서 오는, 음식의 실제적인 즐거움을 무시하고 있다. 책을 읽거나 TV를 보면서 음식을 섭취할 때도 마찬가지다.

많은 사람이 식사를 할 때도 그렇게 한다. 저녁 식사를 할 때, 첫 번째 코스 요리가 미처 끝나기도 전에 자신의 마음이 이미 디저트에 가 있지는 않은지 돌아보자. 이러한 패턴은 음식이 다른 욕구들을 대체하고 있다는 확실한 증거가 된다.

음식을 온전히 맛보지 않을 때, 당신의 몸은 자신이 무엇을 얻고 있는지 알지 못한다. 당신이 정말로 원하는 음식을 선택하려고 할 때 혼란스러워하는 것도 당연하다. 음식이 무엇인지 알지 못하기 때문에, 당신은 자연스럽게 다른 욕구들을 대체하기 위해 음식을 이용한다. 하지만 음식을 온전히 경험하게 되면, 음식이 자기애나 즐거움, 자기표현, 또는 연결이라는 환상은 더 이상 유지될 수 없다. 이제 당신의 몸은 음식이 무엇이고, 또 무엇이 아닌지 정확히 알기 때문이다.

내가 이 만트라를 즐거움의 관점에서 표현한 이유는 음식이 욕구를 충족시킬 때 우리에게 가져다주는 것이 바로 즐거움이기 때문이다. 하지만 당신은 그 만트라를 '나는 내가 먹는 모든 것을 온전히 경험한다'와 같이 바꿔 표현하기를 바랄지도 모르겠다. 왜냐하면 당신이 먹는 모든 것에서 온전한 즐거움을 취한다는 것은 곧 음식으로 인한 모든 불유쾌한 느낌 또한 경험해야 함을 의미하기 때문이다. 당신이 할 일은 그저 느끼는 것뿐이다. '원하는 것은 무엇이든' 먹을 때, 당신은 그 후 따라올지도 모르는 불편한 감각도 반드시 느껴야 한다. 다시 말해, 음식을 먹고 난 후 몸속에서 울리는 음식의 메아리에 귀를 기울여야 한다. 그러고 나면 그 음식이 진정한 욕구를 충족시켜 주지 못하거나 실제로 자신을 해치고 있을 때, 그 사실을 느낄 수 있을 것이다. 그러한 느낌에 주의를 기울임으로써 당신은 그 느낌을 몸 안에서 통합하게 된다. 그렇게 함으로써, 다음에 음식을 선택하기 위한 확실한 근거를 자신에게 제공한다.

놀랍게도 음식을 먹기 전과 먹는 도중, 그리고 먹고 난 후 음식을 온전히 경험하는 것이 당신이 변화하기 위해 필요한 전부다. '내가 그걸 왜 먹었을까? 속상해! 다음엔 꼭 참아야지'와 같은 내면의 독백과 불편한 느낌을 동반할 필요가 없다. 마찬가지로 '글쎄, 내가 정말 음식 때문에 기분이 나쁜 건가? 그걸 어떻게 알 수 있지?'와 같은 생각도 불필요하다. 이 모든 것은 실제로 당신이 음식을 직접 경험하는 것을 방해한다. 당신은 아무것도 생각할 필요가 없다. 그저 느끼기만 하면 된다. 그리고 만족과 기쁨 같은 긍정적인 감정 또한 반드시 느껴야 한다. 비록 그것들이 자신에게 해롭다고 생각하는 음식에서 나온 것이라고 하더라도 말이다.

사람들은 이러한 실천을 어렵게 생각하는 경향이 있다. 그것은 어렵지 않다. 말 그대로 너무 쉽다. 뭔가 더 해야 할 일이 있을 것 같다는 생각은 일을 더 어렵게 만들 뿐이다.

다시 한번 강조하는데, 온전한 경험을 하기 위해서는 무엇보다 현재에 존재하는 것이 중요하다. 앞에서 설명했듯이 선택의 결과로 기분이 나빠졌다면 우리는 대개 나쁜 기분으로부터 벗어나기 위해 애쓴다. 담배를 피우고, DVD에 빠져들고, '두 번 다시 그런 일은 없을 거야. 절대 용납 못해. 새롭게 시작할 거야'라고 생각하며 그것이 마지막이었다는 환상을 품는다. 혹은 무언가를 먹음으로써 불편한 감정에서 벗어나려 한다.

이제 이런 습관에서 벗어날 때가 되었다. 자신이 원하는 건 무엇이든, 원하는 만큼 먹자. 그리고 그 모든 과정을 느껴보자. 만일 당신이 과식을 해서 배가 불러오고, 배가 빵빵해지고, 속이 더부룩하고, 머리가 몽롱해지고, 급기야 배에 통증까지 느껴진다면, 가만히 앉아 지속적으로 그 모든 기분을 느껴보자. 그래야만 과식을 할 때 자신이 실제로 선택하는 것을 신체 수준에서 통합할 수 있게 되고, 미래에 즐거움을 선택하는 방법을 알게 될 것이다.

음식 남용에 대한 약은 음식 남용의 결과다. 하지만 압정을 깔고 앉은 여자처럼, 당신은 스스로 그 결과를 느껴야만 한다.

비록 당신이 음식 분별을 위한 만트라 1과 만트라 2를 적용하기가 두렵더라도, 만트라 3은 그 자체만으로도 매우 강력하다. 이것을 성실히 적용하면, 당신은 타고난 몸의 지혜와 자기신뢰를 깨우치게 될 것이다. 그리고 시간이 흐를수록 만트라 1과 만트라 2에 대한 두려움도 차츰 줄어들 것이다. 이 책에서 단 한 가지만 취해야 한다면, 바로 이것이다. 음식에서 가능한 한 가장 큰 즐거움을 얻을 수 있도록 온전히 현재에 존재하자. 궁극적으로 건강을 가져오는 것은 즐거움과 기쁨이다. 왜냐하면 건강과 즐거움은 자연스럽고 진정한 우리 존재의 양면이기 때문이다.

당신은 자신의 진정한 욕망이
입에 음식을 밀어 넣는 것이 아님을 알게 될 것이다.
원하는 만큼 먹도록 스스로에게 온전히 허락할 때,
당신의 무의식은 안도의 한숨을 내쉰다.

음식에 대한
분별이 작동하다

이 세 가지 만트라를 모두 적용할 수 있는 시나리오를 소개하려 한다. 당신은 지금 배가 고프다. 당신은 자신에게 말한다. '나는 내가 원하는 건 뭐든지 먹을 수 있어.' 저기 커다란 과자 봉지가 놓여있다. 당신은 생각한다. '아, 먹고 싶다.' 어쩌면 당신은 자신이 정말 그 과자를 원하는 건지 확실히 몸으로 느끼지 못할 수도 있다. 까짓것 그냥 먹자. 그렇게 생각한 당신은 과자를 먹기 시작하고 다행히도 세 번째 만트라를 기억해 낸다. '나는 내가 먹는 과자에서 온전한 즐거움을 취할 거야.' 이를 위해 당신은 과자에 최대한 주의를 기울이면서, 그 맛의 모든 미묘한 차이를 음미한다. 하나, 둘, 셋…… 당신은 과자를 먹고 또 먹는다. 여덟, 아홉, 열. 당신은 과자 하나하나를 온전히 즐기는 데 전념한다. 당신은 생각한다. '나는 내가 원하는 만큼 먹을 수 있어.' 그리고 과자 한 봉지를 다 먹어치운다. 먹을 때 입속에서 느껴졌던 좋은 느낌이 이제 점점 사라지고 있다. 당신은 몸의 소리에 귀를 기울이고, 자신의 기분이 그다지 좋지 않다는 걸 알아차린다. 신체적으로도, 감정적으로도 별로 좋지 않다. 당신은 배가 부르지만 만족하지 못한다. 당신은 통증과 혹독한 외로움, 그리고 온갖 종류의 감정들을 느낀다. 그리고 그러한 느낌들과 함께 그저 머물러 있다. 당신은 자신의 선택을 정당화하거나 자기 자신을 비난하기 위해 그러한 느낌들을 둘러싼 이야기를 만들어내지 않는다. 그저 앉아서 느끼고, 느끼고, 또 느낀다. 당신이 해야 할 일은 그게 전부다.

만일 위의 시나리오대로만 한다면, 다음번에는 과자가 덜 매력적인 선택이 될 거라고 나는 장담한다. 자제하려고 애쓰지 않아도, 자연스럽게 그것을 그다지 원하지 않게 될 것이다. 만일 그 과자를 다시 먹는다고 해도 그렇게 많이 먹고 싶지는 않을 것이다. 앞으로 몇 번 더 실패할 수도 있겠지만 당신의 몸은 곧 진정한 과자의 실체를 통합하게 될 것이다. 더 이상 과자가 자기애나 연결감을 대체하지 않게 되는 것이다.

이것은 매우 훌륭한 결과이긴 하지만 여기에 기대를

품지는 말자. 당신이 할 일은 그저 온전히 경험하는 것뿐이다. 이로부터 당신의 욕망은 자연스럽게 변화하기 시작할 것이다.

'자제하려고 애쓰지 않아도, 자연스럽게 그것들을 그다지 원하지 않게 될 것이다'라는 문장이 놀랄 만큼 좋게 들리는가? 그렇다. 그렇게 쉬울 수 있다! 자신의 삶을 완전히 변화시키는 일은 힘든 게 당연하다는 생각을 버리자. 그런 생각은 당신에게 전혀 도움이 되지 않을 뿐만 아니라 오랜 세월 동안 투쟁하게 할 뿐이다. 지금까지 열심히 노력하는 것은 효과가 없었다. 이제 긴장을 풀고 자유로워질 시간이다.

얼마 동안 세 가지 만트라를 사용하면서 몸으로 다양한 음식과 식사 패턴을 이해하게 되면, 세 가지 만트라는 무의식적으로 점차 자신의 일부가 되어갈 것이다. 지금부터 음식 선택이 진정한 욕망과 완전히 일치하기 전에 종종 일어나는 중간 단계를 설명하려 한다. 이를 설명하기 위해, 다시 과자로 돌아가자.

지난번 당신은 과자 한 봉지를 먹고 난 후 기분이 매우 좋지 않았다. 그러나 과자를 과식하는 것이 눈을 심하게 찌르는 것만큼 꺼려질 정도로 그 느낌을 온전히 통합하지는 못했다. 오늘 당신은 지루하고, 외롭고, 또 우울하다. 그리고 저기 또 다른 과자 봉지가 있다. 이번에는 그것이 자신이 원하는 것인지 아닌지 알 수 있는 근거가 더 많아졌다. '나는 내가 원하는 건 무엇이든 먹을 수 있다'는 만트라를 떠올리며, 당신은 지난번에 과자를 먹었을 때의 경험을 의도적으로 몸으로 기억해 낸다. 이는 자신이 과자를 원하는지를 생각해 내기 위해서가 아니라, 선택을 위한 느낌의 근거를 스스로에게 제공하기 위한 것이다. 당신은 최선을 다해 과자를 먹었던 경험을 재창조한다. 입속에 과자를 넣고 오도독 씹는 맛있는 느낌은 물론이고 과자를 다 먹고 난 지 15분이 지나 배가 부풀어 오르는 불유쾌한 느낌까지도 포함해, 과자를 먹으면서 할 수 있는 경험을 최선을 다해 재창조한다. 모든 감각을 온몸으로 직접 느끼면서, 당신의 몸은 과자의 실체를 더 잘 기억해 낸다. 당신은 다시 자신에게 묻는다. '나는 이 과자들을 진정 원하는가?' 이 질문에 당신은 그 어떤 대답도 할 수 있다. 과자를 먹기로 선택할 수도 있고, 아니면 그 대신 물 한 잔이나 걷기, 또는 낮잠을 선택할 수도 있다. 무엇을 선택하든 당신은 그 결과를 온전히 경험하고 느낄 것을 스스로에게 허락한다.

결국 당신은 더 이상 그런 과정을 거치지 않아도 될 것이다. 선택은 즉각적이고 수월해질 것이기 때문이다. 다음의 여덟 가지 지표 중 자신과 부합하는 것이 있는지 관찰함으로써 당신은 자신이 진정으로 이러한 변화를 이루었는지 판단할 수 있다. 만일 여기서 긍정의 대답이 나오는 항목이 있다면, 그건 당신이 다른 욕구를 충족시키기 위해 여전히 음식을 이용하고 있다는 뜻이다.

1. 나는 종종 배고프지 않을 때도 먹는다.
2. 나는 종종 배고픈지 아닌지 확신할 수 없다.
3. 나는 음식을 먹는 도중에도 다음에 나올 코스 요리나 디저트를 생각한다.
4. 나는 배가 부를 때도 여전히 더 먹고 싶다.
5. 나의 공적인 식사와 사적인 식사는 매우 다르다. 나는 남몰래 특별한 음식 먹기를 좋아한다.
6. 나는 배고픔 이외의 기준에 따라 먹는 것을 선택하고, 그것을 정당화한다.
7. 나는 자신의 '음식 수행 능력'을 평가하고, 먹는 것을 잘 조절했을 때 기쁨을 느낀다.
8. 나는 심심해서 먹기도 한다.

결국, 모든 사람의 음식 남용 습관이 다르고 이와 연관된 부정적인 믿음도 다르다. 따라서 당신은 위의 세 가지 만트라를 연습하면서 음식, 건강 및 신체와 자기 자신과의 관계에 대한 몇몇 다른 확언을 채택할 수도 있다. 아래에 그

몇 가지 사례를 제시한다. 각각의 항목은 내가 지금까지 설명한 개념 일부를 구체화한 것이다.

부정적 태도	치유 확언
나는 식습관을 통제할 수 없다.	나는 식습관을 통제할 필요가 없다.
내 몸은 원래 뚱뚱하다.	내 체중은 과거에 대한 완벽한 적응이다.
나는 탐욕스럽고 제멋대로다.	나는 나의 진정한 욕구를 충족시킬 것이다.
그것은 가망이 없다.	나는 새로운 것에 스스로를 내맡긴다.
나는 혼란스러우며 내가 느낀 것을 신뢰할 수 없다.	나는 내가 느낀 좋은 느낌을 신뢰한다.
나는 나 자신에게 무엇이 좋은지 모르겠다.	나는 나를 인도해 줄 즐거움과 고통을 신뢰한다. 즐거움은 내 몸의 '네'다. 불편함은 내 몸의 '아니요'이다.
내가 이루어야 할 변화가 너무 거창하다.	나는 내가 준비한 일을 대담하게 한다.
나는 나 자신이 역겹다.	나는 있는 그대로의 나를 받아들이고 자유로워진다.
내게 무슨 문제가 있는 걸까?	나는 나의 좌절감을 받아들이고 자유로워진다.
나는 내 몸을 증오한다.	이제 투쟁은 끝났다.

이러한 확언을 사용할 때 조심해야 할 점은 그 확언들

을 정말로 믿어야 한다는 것이다. 만일 당신이 의심을 품은 채 그것을 반복적으로 사용한다면, 그것은 변화를 촉진하지 못할 뿐 아니라 심지어 역효과를 가져올 수도 있다. 충분히 변화할 준비가 되어있다면 -그리고 아마도 이 책을 읽고 나면 훨씬 더 잘해내겠지만- 당신은 열렬히 환영하는 마음으로 확언을 읽게 될 것이다. 만약 의구심이 든다면, 다음 챕터에 제시된 과정을 이용해 확언을 사용하기 바란다. 의심이나 절망은 물론이고 자신의 어떤 느낌에 놀라 도망치지 마라. 그러한 느낌은 지금까지 살아온 우리 존재의 일부이고, 모든 변화는 그곳에서 시작된다.

당신은 자신의 선택을 정당화하거나 자기 자신을 비난하기 위해
그러한 느낌들을 둘러싼 이야기를 만들어내지 않는다.
그저 앉아서 느끼고, 느끼고, 또 느낀다.
당신이 해야 할 일은 그게 전부다.

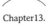

가능한 것
재창조하기

당신의 몸 상태는 당신과 분리된 측면이 아니다. 그것은 식습관과 운동습관은 물론, 사고방식, 자기 자신을 바라보는 방식, 감정적 패턴, 다른 사람들이 자신을 어떻게 대할지에 대한 기대, 그리고 자신의 삶에서 가능한 것에 대한 믿음과 연결되어 있다. 다시 말하자면, 당신은 살이 찌도록 깊이 습관화되어 있다. 당신은 그것에 익숙하다. 그것은 익숙한 존재 방식이다.

살이 찌는 것은 당신의 다른 많은 부분과 연결되어 있기 때문에, 체중에 따라 많은 것이 변하게 된다. 여러 가지 중요한 면에서 당신은 다른 사람이 되어간다.

당신은 살면서 비극적인 일이나 엄청난 행운을 경험한

후, '내게 이런 일이 일어나다니 정말 믿을 수 없어'라고 생각해 본 적이 있는가? 주어진 현실에 익숙해진 상태로 성장할 때, 우리는 그 어떤 일도 가능하지 않다고 생각하기 시작한다. 우리의 잠재의식은 현재의 상태가 결코 변하지 않을 거라고 생각한다.

만일 살을 찌게 하는 다른 모든 습관은 그대로 유지한 채 식습관만 바꾼다면 어떤 일이 일어날까? 아마도 그 식습관도 결국 당신의 다른 모든 것과 같은 상태로 되돌아갈 가능성이 매우 크다. 비만과 관련된 수많은 감정과 기대, 그리고 습관은 과체중이 되는 것을 포함해 온전한 자아의 일부이다. 그중 많은 것이 무의식적이어서 당신은 그것들의 존재를 인식하지 못할지도 모른다. 그것들은 매우 깊은 차원에서 프로그래밍되어 있다. 이게 바로 내가 당신의 잠재의식을 '새로운 현실 사진', 즉 가능한 것에 대한 새로운 지식으로 재프로그래밍하는 방법을 제안하려는 이유이다.

잠재의식을 재교육하는 한 가지 방법은 당신이 들어가고 싶은 새로운 현실에 대한 다감각적 '사진'을 창조하는 것이다. 이 현실의 제목은 '나는 날씬하고, 강하고, 활력이 넘친다.' 또는 '나는 멋져 보이고, 기분이 아주 좋다'와 같은 것들이 될 것이다. 이러한 표현이 현재의 사실과 모순되더라도 걱정하지 말자. 그것은 단지 자기 잠재의식에 전달하고

자 하는 이야기의 제목일 뿐이다. 잠재의식은 소설이나 영화에 빠져들듯 당신이 말하는 그 어떤 이야기의 현실에도 귀를 기울일 것이다. 물론 당신은 이성적으로는 그것이 현실이 아니라는 것을 알지만, 지금 당장은 그게 현실이라고 생각하는 자기 자신의 일부와 소통하고 있는 것이다. 잠재의식을 교육해야 하는 이유가 여기에 있다. 왜냐하면 바로 그러한 잠재의식이 살을 찌게 하는 모든 무의식적 습관의 원천이기 때문이다.

여기에서 명심해야 할 것은 이야기의 제목을 반드시 현재 시제로 표현해야 한다는 점이다. 당신은 항상 미래에 무언가가 되는 것으로 자기 자신을 프로그래밍하기를 원치 않을 것이기 때문이다.

일단 당신이 제목을 갖게 되었다면, 자신이 누구인지에 대한 새로운 이야기 속에 가능한 한 많은 감각적 요소를 창조해 보자. 예를 들어 당신의 몸이 앞으로 어떤 모습으로 변할지 머릿속으로 그려보자. 자신의 목표 체중이 찍힌 체중계를 내려다보는 이미지를 실제 숫자를 포함해 매우 자세하고 구체적으로 그려보자. 새 옷을 쇼핑하러 다니는 자신을 바라보자. 그것들은 어떤 모습인가? 만져질 정도로 최대한 생생하게 그려보자. 청각 이미지들도 만들어보자. 사람들이 당신에게 하는 말을 들어보자. "와, 정말 멋진데! 도대체 무슨 짓을 한 거야?" 거울에 비친 자신의 날씬한 모습을 보면서 "음, 마음에 들어"라고 말하는 내면의 목소리도 들어보자.

이야기를 완성하기 위해, 당신이 날씬해지는 것과 연관된 감정을 그것에 덧붙여 보자. 자부심, 성취감, 자신감, 낙관, 즐거움, 그리고 자유의 느낌이 당신이 만들어낸 소리와 이미지와 함께 어우러질 것이다. 가능한 한 생생하게 새로운 현실에 몰입하자.

그러는 동안 당신은 자신이 창조한 이야기 속에 그저 머물러 있어야 한다. 그런 일이 일어날 수 있는지 없는지 여부나 그 이유에 대한 이성적인 논쟁에 관심을 두지 말아야 한다. 희망이나 의심에도 관심을 두지 말아야 한다. 바로 지금, 모든 사진-광경과 소리, 느낌-이 자신에게 완전히 현실이 되게 하자.

이 훈련을 하루에 두 번씩 반복하자. 그리고 실제로 그 기분 좋음을 즐기자. 그 기분 좋음은 당신의 잠재의식을 자극해 그러한 현실로 이동하도록 만들어 줄 것이다.

내가 다시 강조하는데, 이 책의 목적은 자신이 날씬해질 수 있음을 스스로에게 확신시키기 위하는 데 있지 않다. 만일 스스로를 설득하려는 함정에 빠진다면, 당신은 왜 그것이 불가능한지에 대해 수많은 이유를 생각해 내려 할 것이다. 게다가 잠재의식은 논리에 관심이 없다. 잠재의식을 재교육하기 위해서는 그것을 최대한 생생한 이야기로 끌어내야만 한다.

이야기가 완성되었다면, 자신에게 이렇게 말해보자. "나는 내 삶에 대한 이 새로운 비전을 온전히 받아들인다." 그런데 이 말이 정말 진실일까? 아닐 것이다. 아마 당신의 일부는 그것을 받아들일 준비가 전혀 되지 않았을 것이다. 그런 경우 당신은 위의 확언에 대해 의심이나 좌절, 절망을 포함하는 감정적 반응을 일으킬지도 모른다. 만일 당신의 반응이 열정적인 확언이라고는 도저히 생각할 수 없다면, 변화를 위한 자신의 온전한 자아를 준비하기 위해 해야 할 일이 좀 더 남아있다. 자기 자신에게 거짓말을 한다면 당신은 결코 아무것도 이루지 못할 것이다. 모든 감정은 영혼으로부터 온 메시지, 즉 자신이 간직한 이야기와 믿음에 대해 자기 자신에게 보내는 메시지다. 이 메시지들은 존중받아야 하며, 무시하거나 투쟁의 대상으로 생각해서는 안 된다. 이것이 바로 이 책에서 말하는 자기신뢰의 일부이다. 자기신뢰는 온전한 자아를 대상으로 한다. 여기에는 공포와 분노, 무관심, 절망과 같은 부정적인 감정까지도 포함된다.

만일 날씬해지는 것을 수용함을 확언할 때 그러한 감정 중 하나라도 올라온다면, 나는 당신이 자기 재교육 과정의 또 다른 단계를 밟기를 요청한다. 당신이 해야 할 일은 다음과 같다. 부정적인 감정이 올라올 때 그 안으로 완전히 뛰어드는 것이다. 그러한 감정은 당신 상태의 일부이며, 당신은 진정 나아갈 준비가 되기 전에 그것을 완성해야 한다. 그것을 완성한다는 것은 그 감정이 완성됨을 느낀다는 뜻이다. 그러니 몇 분 동안 차분히 앉아, 좌절감이나 의심, 절망감을 100% 온전히 느껴보자. 그러한 느낌이 절정에 이른 후 다른 무언가에 자리를 내어줄 때까지 그 느낌의 강렬함을 끊임없이 유지하자. 그 순간 당신은 변화를 경험하게 될 것이다. 당신은 변화가 일어날 때 그것을 알아볼 수 있다. 그러한 변화가 일어나도록 애쓸 필요도 없고, 그럴 수도 없다. 그 변화는 그저 일어나게 된다. 그것은 노력에 관한 게 아니라, 변화를 위해 거기 존재하는 것이다.

이러한 감정들이 완성되면, 그것들은 제 역할을 다한 후 떠나게 된다. 모든 존재의 수명이 그러하다! 역설적이게도 과거에 당신은 기분 전환을 위해 음식을 먹음으로써 감정이 절정에 치닫는 것을 막았을지도 모른다. 하지만 오늘날 당신은 용기라는 새로운 단계를 밟고 있다. 온전히 느끼고 온전히 살아있는 것에 전념하고 있다. 곧 당신의 몸은 새로운 생명력을 구현하기 위해 그 형태를 바꿀 것이다.

부정적인 감정이 절정에 이른 후 떠나가면 자신감, 평온감, 또는 행복 같은 긍정적인 감정이 그 자리를 대신하게 된다. 30초 정도만 시간을 내어 그러한 느낌을 즐기고 그것을 날씬해진 자신의 이야기 사진(story-picture)과 연결해 보자.

그 잠깐의 시간 동안 만일 당신이 의심이나 좌절 등을 다시 경험하게 된다면, 이는 그러한 감정이 완성되기 위해서는 위의 과정이 몇 번 더 필요하다는 것을 의미한다. 당신은 지금 계속 앉아있으면서 그 과정을 다시 경험할 수도 있고, 아니면 나중에 다시 시도할 수도 있다. 인내심을 갖자. 당신은 오랜 기간에 걸쳐 비만한 상태에 있었다. 그러한 전환은 완만하고 매끄럽게 이루어져야 한다.

나는 이와 같이 몇 번의 재교육 과정을 마치고 나면, 당신이 날씬해지는 것을 받아들임에 의해 촉발된 부정적 감정들이 사라질 거라고 확신한다. 당신은 이미 새로운 무언가를 위한 준비가 되어있기 때문에 한 번이면 충분할 것이다. 만약 그렇지 않다면, 네다섯 번의 과정이 더 필요할지도 모른다. 음식 분별을 위한 세 가지 만트라는 이미 당신의 잠재의식이 새로운 패턴들에 대해 대단히 수용적일 거라는 비만한 사람들의 생각을 매우 강력히 뒤집는다. 그저 만트라를 사용함으로써, 당신은 이미 자신의 세상을 뒤흔들고 있다. 변혁을 위한 시간이 다가왔다!

다음은 재교육 과정을 간략하게 요약한 것이다.

1. 새롭고 더 가벼워진 자신의 이야기에 제목을 붙이자.

2. 구체적인 시각 및 청각적 세부사항이 포함된 다감각 적 사진을 창조하자.

3. 그 사진을 완성하기 위해 성공과 관련된 느낌들을 자 신의 몸으로 가져오자.

4. 확언: "나는 내 삶을 위해 이것을 완전히 받아들인 다."

5. 어떤 부정적인 감정이 올라오면, 그것이 정점에 이른 후 지나갈 때까지 느끼자.

6. 그러한 부정적인 감정을 대체하는 좋은 느낌을 통합 하자.

만일 살을 찌게 하는 다른 모든 습관은 그대로 유지한 채
식습관만 바꾼다면 어떤 일이 일어날까?
아마도 그 식습관도 결국 당신의 다른 모든 것과
같은 상태로 되돌아갈 가능성이 매우 크다.

진짜 음식

인간의 몸은 일반적으로 최적의 기능을 수행하기 위해 다수의 비타민과 미네랄, 아미노산, 칼로리, 지방산, 그리고 그 밖의 무수히 많은 물질에 대한 최소량을 요구한다. 만약 그중 어떤 것이 부족하면, 몸은 그 부족한 양을 채우기 위해 무언가에 대한 욕망을 일으킨다.

영양가 높은 다양한 음식들을 섭취할 수 있고 인간이 신체 메시지에 민감하게 반응하는 자연환경에서 이러한 영양학적 요구들은 쉽게 충족된다. 이러한 환경에서 사람들은 자신이 배고픈 이유를 정확히 알고 있을 것이다. 우리는 야생동물에게서도 이러한 경우를 볼 수 있는데, 그들은 후각을 이용해 아플 때는 적절한 약용식물을, 자신들의 몸에 미네랄이 부족할 때는 식이 식물을 찾아낸다. 만약 당신이 그들에게 어떻게 그 식물을 먹어야 한다는 걸 알게 되었는지 물어본다면, 그들은 아마 이렇게 대답할지도 모른다. "그냥 너무 먹고 싶어서."

현대 인류는 자신이 무엇을 갈망하고 있는지 모른다. 그 결과 그러한 민감성을 너무 많이 잃어버렸다. 앞에서 나는 사랑이나 연결, 즐거움, 또는 자기표현을 위한 욕구를 충족시키기 위해 점점 더 많은 양의 음식을 먹는 것에 대한 무익함을 이야기했다. 또한 음식이 제공할 수 없는 영양학적 요구를 충족시키기 위해 점점 더 많은 양의 음식을 먹는 것도 마찬가지로 무익하다. 이 책의 원칙이 진정으로 효과를 보기 위해서는 내가 '진짜 음식'이라고 부르는 것과 다시 연결되는 것이 도움이 될 테다.

음식 분별을 위한 세 가지 만트라를 따르고 있지만 당신의 식단에 진짜 음식이 없다면, 다음과 같은 일이 일어난다. 당신은 진정으로 배고픔을 느낄 것이고, 자신이 원하는 건 무엇이든 먹을 수 있는 온전한 내면의 허락을 받을 테지만 앞에 놓인 그 어떤 선택도 매우 매력적이거나 만족스럽지 않을 것이다. 당신은 이렇게 말할 것이다. "배는 고픈데 뭘 먹어야 할지 모르겠어." 이게 바로 당신이 자기 몸의 진정한 욕구를 충족시키는 음식이 포함될 수 있도록 음식 선택의 폭을 넓혀야 하는 이유이다.

야생동물이 과식을 하지 않는 한 가지 이유는 그들이 영양소가 풍부한 음식을 먹기 때문이다. 야생식물은 일반적으로 재배 식물보다 몇 배나 더 많은 비타민과 미네랄을 함유하고 있다. 야생동물의 고기도 가축의 고기보다 더 많은 영양분을 함유하고 있다고 나는 생각한다. 내가 지금까지 본 유일하게 비만한 야생동물은 주립 공원 야영장에 자주 나타나곤 했던 너구리였다. 내가 열 살 즈음이었던 것 같다. 우연히 텐트 밖을 내다보았는데, 엄청나게 살찐 너구리 한 마리가 마시멜로 한 봉지를 다 먹더니 달걀 열두 개를 모조리 먹어치우는 것을 목격했다.

만약 마시멜로와 달걀만 먹어서 자기 몸의 영약학적 요구를 충족시키려 한다면 어떤 일이 일어날까? 비록 달걀이 많은 중요 영양소들을 제공하고 마시멜로는 엄청난 칼로리를 제공하겠지만 비타민과 미네랄은 거의 없을 것이다. 특히 비타민C는 거의 얻지 못할 것이다. 따라서 당신의 몸은 아무리 많은 달걀과 마시멜로를 먹는다고 해도 만족하지 못하는 상태가 지속된다.

미국인의 표준 식단이 바로 그렇다. 습관과 무지, 편의에 의존해 대부분의 사람이 선택한 메뉴는 그들의 진정한 욕구를 충족시켜 주지 못한다.

나는 영양학이 아직 초기 단계의 과학이라고 생각한다. 영양학자들은 소수의 필수 아미노산과 미네랄을 발견했을 뿐이다. 하지만 그것들은 실제로 수천 가지는 될 것이다. 대부분의 필수 비타민과 미네랄, 아미노산, 지방산 등은 특정 영양소가 부족할 때 생기는 결핍성 질환을 통해 발견되었다. 하지만 이러한 백여 개의 물질은 자연에서 발견되는 수만 개의 생물학적 활성물질 중 극히 일부일 뿐이다. 아마도 그 물질 대부분은 그것의 결핍이 인식 가능한 결핍성 질환을 일으킨다는 점에서 필수적이지 않을지도 모른다. 신체는 보통 다른 물질들로 전환함으로써 부족한 물질을 보상할 수 있기 때문이다. 신체는 매우 지혜롭다. 하지만 그러한 보상에는 비용이 든다. 식단에 생화학적 풍부함이 고갈되면, 건강은 악화되기 시작한다. 면역력이 약해지고, 치아가 썩고, 뼈가 얇아지고, 몸의 장기와 조직이 파괴된다. 그 원인은 단일 물질이 부족하기 때문이 아니다. 단 하나의 원인은 없다. 복합적인 원인만이 있을 뿐이다.

결국 이 책에 나온 아이디어들을 실행할 때 당신은 본능적으로 진짜 음식에 끌리게 될 것이다. 그것은 더 맛있게 느껴지고 더 만족스러우며 당신이 본능적으로 원하는 것이 될 테다. 당신이 진짜 음식을 먹을 때 영양학적 요구는 정상적인 양을 충족시킨다. 그리고 배가 찼을 때, 당신은 더 이상 배고픔을 느끼지 않게 될 것이다.

많은 사람이 미국인의 표준 식단에 너무 익숙한 나머지 진짜 음식의 맛을 거의 알지 못한다. 심지어 슈퍼마켓에서 가장 자연적이며 구석진 자리에 놓여있는 품목들(과일, 채소, 고기, 생선, 치즈, 유제품) 역시 그들의 예전 모습을 흉내 내고 있을 뿐이다.

과일과 채소를 살펴보자. USDA(미국 농무부)의 통계에 따르면, 지난 반세기 동안 화학 농업을 광범위하게 도입한 이후 일반적인 과일과 채소의 비타민과 미네랄 함량이 급격하게 줄어들었다. 주로 토양의 점진적인 고갈로 인해 일부 품목들은 우리의 조부모 세대가 어린 시절 먹었던 음식에 포함된 영양소 함유량의 10%만을 지니고 있을 뿐이다. 하지만 이러한 사실을 알기 위해 미국 농무부의 과학자를 동원할 필요는 없다. 그저 그런 음식을 맛보기만 하면 된다. 슈퍼마켓에서 파는 딸기나 토마토의 밍밍하고 무미건조한 맛은 그것이 싱싱한 식품이 아님을 말해준다. 반면 햇볕의 따스함이 느껴지고 생기 넘치는 정원에서 방금 딴 토마토나 딸기를 보자. 그 음식은 살아있다! 그게 바로 우리가 먹어야 하는 음식이며 여전히 갈망하는 음식이다. 그 생명감 넘치는 맛은 우리가 자연과 연결되어 있음을 다시 확인시켜 준다. 이로써 우리는 살아있음을 느낀다.

몇 주 또는 몇 달 전에 수확되어, 거대한 기계들에 의해 가공되고, 화학 물질이 첨가되고, 냉동 컨테이너에 실려 대륙을 가로질러 운반되고, 캔과 상자로 포장된 죽은 음식을 먹을 때, 우리는 그런 음식과 마찬가지로 죽은 듯한 느낌을 받는다. 하지만 우리는 생명을 갈망한다! 우리는 살과 피로 이루어진 존재로서, 살아있고, 살아있음을 느끼고, 살아있는 세상에 온전히 참여하고자 하는 억누를 수 없는 충동을 지니고 있다.

단지 살아있음을 느끼기 위해, 음식 안에 남아있는 소량의 생명력을 뽑아내기 위해 우리는 더 많은 양의 죽은 음식을 먹는다. 하지만 아침 시리얼 한 상자나 패스트푸드 햄버거, 또는 감자칩 한 봉지 안에 든 생명력은 너무나도 보잘것없기에 아무리 많은 양을 먹어도 여전히 살아있음을 느낄 수 없다. 우리는 엄청나게 많은 양의 음식을 먹지만 기껏해야 반쯤 살아있음을 느낀다. 하지만 구할 수 있는 것이 그것밖에 없기 때문에 우리는 점점 더 많이 먹는다.

우리가 진짜 음식을 구하기 힘든 이유는 무엇일까? 어떤 의미에서 그것은 구할 수 있다. 그것을 구하기 어렵게 만드는 건 문화, 습관, 무지, 그리고 경제학이다. 실례로 유기농 식품이 화학 식품보다 영양소 함유량도 더 많고 맛도 더 좋지만, 그 유기농 채소조차도 재배된 야생식물보다 영양가가 훨씬 적다. 방목해서 기른 고기는 공장식 축산 고기보다는 영양가가 높지만 야생 사냥감만 못하다.

다행히도 진짜 음식을 회복하는 것이 구석기 시대 식단으로 돌아가는 것을 의미하지는 않는다. 만일 당신이 살을 빼고 활기찬 건강을 되찾고 싶다면 자연으로부터 온 음식을 조금씩이라도 식단에 추가하면 된다.

물론 현지에서 재배된 신선한 유기농 식품이 가장 좋겠지만 슈퍼마켓에서 살 수 있는 것 중 전통적인 방식으로 재배했거나 수입한 농작물도 상자나 캔에 담긴 즉석조리식품보다는 백 배는 더 생명력이 있다. 이것만으로도 당신은 이미 자신의 몸을 완전히 변화시킬 수 있는 진짜 음식을 향한 엄청난 발걸음을 내디딘 셈이다.

사람들이 삶의 활력과 강렬함을 갈망하기 때문에, 미국인 표준 식단의 풍미 없고 죽은 음식은 다양한 첨가물이 가미되어 진짜 음식의 맛을 모방한다. 만일 당신이 온전한 음식을 되찾고 싶다면, 자신의 식단에서 그러한 죽은 음식들을 완전히 제거하기를 강력히 권고한다. 포장지 라벨을 읽고 다음 성분들이 들어간 제품들을 제거하자.

- 글루탐산소다(MSG)
- 인공조미료

- 인공착색제
- 아스파탐(aspartame; 단맛이 설탕의 200배나 되는 식품 감미료 – 옮긴이)
- 소르비톨와 수크랄로스, 그리고 그 밖의 인공감미료
- 자가분해효모 추출물
- 가수분해 단백질(보통 콩 단백질을 말함)
- 향신료 추출물
- 방부제와 그 밖의 알 수 없는 이름의 화학물질들
- 천연향료(대개 천연이 아닌)
- 부분 경화유
- 액상과당

어쩌면 당신은 마지막 두 개 항목을 제외한 나머지 것들이 주요 칼로리의 원천이 아님을 알아차렸을지도 모르겠다. 위의 성분들을 제거하는 목적은 진짜 음식과 당신을 다시 연결하기 위해서다. 그래야 체중을 좀 더 쉽게 줄일 수 있기 때문이다. 진짜 음식과 다시 연결됨으로써, 당신은 엄청난 양의 음식을 먹지 않고도 자신의 욕구를 충족시킬 수 있을 것이다. 당신의 몸은 더 이상 과식을 원하지 않게 된다(적어도 영양상 목적으로는).

인공첨가물이 함유되고 첨단기술 가공과 복잡한 성분

조합을 거친 음식을 식단에서 완전히 제거하면, 당신은 자연 그대로의 음식을 훨씬 더 잘 알아볼 수 있게 된다. 당신은 비로소 자신이 무엇을 먹고 있는지 알게 될 것이고 몸은 본능적으로 그것을 인식하게 된다. 음식은 음식이 되고, 성서적 욕구나 다른 영양학적 요구에 대한 대체물의 역할은 덜 하게 될 것이다.

인공 물질이 첨가되고 가공 과정을 거쳐 상자와 캔에 담기는 미국인 표준 식단의 패스트푸드와 탄산음료 같은 음식들은 인간의 몸에 영양분을 줄 수 없다. 비만은 메뉴판에 적힌 그 어떤 요리를 시키든 자동으로 딸려 오는 것이 되어버렸다. 그 누구도 당신에게 그러한 음식들을 먹으라고 강요한 적은 없지만 문화와 습관의 힘은 결코 무시할 수 없다. 하지만 앞으로 당신은 전체적으로, 또는 부분적으로 자신의 삶에서 미국 음식 문화와 그와 함께 동반되는 비만을 제거할 것이다.

진짜 음식과 다시 연결되기 위해서는 요리할 때 자신이 알아볼 수 있는 천연 재료만을 사용해야 한다. 두 가지 이상의 성분으로 구성된 파우더나 혼합물은 멀리하는 게 좋다. 허브나 향신료는 괜찮지만 수프용 혼합재료나 단백질 파우더는 안 된다. 나는 심지어 건강식품 가게에서 파는 그린파우더(천연 분말로 만든 건강보조식품 - 옮긴이)나 푸드바(막대기

모양으로 만든 식사 대용 식품 – 옮긴이)도 의심스럽다. 특히 체중 감량 파우더는 조심해야 한다. 맛과 식감, 저작과 만족의 단서가 없다면, 당신의 몸은 그것들을 음식으로 인식하지 못한다. 단백질 음료를 마신 후 배가 부르다고 느낄 수도 있겠지만, 허전함 또한 느끼게 된다. 그리고 여전히 진짜 음식을 갈망하게 된다.

진짜 음식의 몇 가지 사례

- 신선한 채소
- 과일
- 해산물
- 육류
- 알 종류
- 올리브유
- 버터
- 코코넛 기름
- 온전한 형태의 곡물(쌀, 오트밀, 옥수수, 메밀 등)
- 버섯
- 해조류
- 감자, 참마, 호박

- 물
- 비살균 우유
- 치즈
- 플레인 요거트
- 견과류
- 콩
- 꿀
- 당밀
- 진짜 메이플 시럽

가짜 음식의 몇 가지 사례

- 흰 빵
- 모든 가게에서 파는 페이스트리, 도넛, 쿠키, 케이크, 파이 등
- 탄산수(다이어트 음료를 포함해서!)
- 사탕
- 캔이나 팩에 든 과일 주스
- 살균 우유
- 칩, 크래커, 정크푸드
- 아이스크림

- 상업용 샐러드드레싱
- 감자튀김과 그 밖의 기름에 튀긴 음식
- 위에 나열된 가짜 음식 성분이 포함된 모든 것(MSG, 옥수수 시럽 등)

직접 짠 주스와 가게에서 산 주스를 비교해 보면, 내가 말하는 진짜 음식이 무엇인지 이해할 수 있을 것이다. 갓 짜낸 주스에서는 우월한 생명력을 실제로 맛볼 수 있다. 그 차이는 현저하다. 인간의 몸은 자연에서 바로 가져온 신선하고 생기 있는 음식을 먹게 되어있다. 그것이 우리가 본능적으로 음식으로 인식하는 것이다. 음식이 자연으로부터 멀리 떨어져 있을수록, 우리는 더 많은 양의 음식을 섭취해야 한다.

여기서 진짜 음식과 다시 연결되기 위해 쇼핑과 요리, 식습관에 커다란 변화가 필요하다는 사실을 알 수 있을 것이다. 위의 지침을 따르고 가짜 재료들을 멀리하려면 사실 모든 슈퍼마켓 출입을 금지해야 한다. 이 책에 나쁜 소식이 있다면 바로 그것이다. 당신은 급진적인 삶의 변화를 맞이하고 있으며, 그것은 마찬가지로 급진적인 신체 변화와 함께하게 된다. 좋은 소식은 진짜 음식의 영역 내에서는 모든 종류의 음식이 허용되며 그 양을 제한할 필요도 없다는 것이다. 진짜 음식, 진정한 영양소와 신체적·감정적으로 다시 연결됨으로써, 당신은 무의식적으로 더 적은 양의 음식을 섭취한다.

진짜 음식은 진정한 욕구를 충족시킨다. 진정한 욕구가 충족될 때, 욕망이 충족된다. 더 이상 단순할 수 없다.

소박한 진짜 음식으로 돌아가자는 제안은 '나는 내가 원하는 것은 무엇이든 먹도록 스스로에게 온전히 허락한다'라는 원칙과 모순되지 않는다. 당신은 가능성이라는 새로운 메뉴에 자신을 노출하고 자신이 실제로 원하는 것을 더 잘 느낄 수 있도록 지각을 명확히 하고 있을 뿐이다. 하지만 나는 진짜 음식에 관한 생각이 이미 당신을 포함한 많은 사람의 관심을 끌었으리라고 믿는다. 인공적인 환경과 미디어 이미지, 그리고 거짓이 만연한 우리 문화에서 우리 모두는 진정성에 목말라 있다. 어떤 영양상의 이유보다도 바로 그것이 우리가 본능적으로 진짜 음식에 끌리는 이유일 것이다. 우리는 진짜를 원한다!

진짜 음식과 다시 연결됨으로써,
당신은 엄청난 양의 음식을 먹지 않고도
자신의 욕구를 충족시킬 수 있을 것이다.
당신의 몸은 더 이상 과식을 원하지 않게 된다.

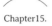

확장된 시야

지금까지 나는 내적 결정을 신뢰하라고 말했지만 그럼에도 불구하고 다이어트와 영양에 대한 외부 정보는 여전히 도움이 된다. 비록 간혹 모순이 있더라도, 과학과 전통을 바탕으로 한 그 방대한 지식을 묵살하는 것은 오만한 행동일 테다. 우리 주변에는 새로운 시도를 권하는 멋진 책과 가르침이 많다. 물론 그것들이 우리의 결정을 대신할 수는 없겠지만 새로운 음식을 탐구하게 도와주고 음식에 대한 새로운 접근법을 안내하는 지도가 될 수는 있다. 실제로 당신은 가짜 음식에 너무 길들여 있을 수도 있고, 자신의 몸과 거의 단절되어 있을 수도 있기 때문에 외부에서 얻는 약간의 도움은 당신의 발전에 훨씬 속도를 붙여줄 것이다.

하지만 나는 지금 당신에게 새로운 영역을 보여주려는 것이지, '무엇을 먹어야 하는가?'라는 질문에 대해 답하려는 게 아님을 명심하자. 여기까지 읽었다면 당신은 이미 이 질문에 대한 답이 개인에 따라 다르다는 것을 알 테다. 더 나아가 당신은 '~을 해야 한다'라는 단어에 내포된 위험성을 이해하고 있다. 즉 당신을 완벽한 식단으로 이끄는 것은 외부의 규칙이 아니라 진정한 식욕과 민감성, 즐거움, 그리고 욕망이다.

특정 식이요법이 자신에게 맞는지를 어떻게 알 수 있을까? 당신의 몸이 알려준다. 당신은 살이 빠질 뿐만 아니라 좀 더 활기를 느끼고, 기분도 더 좋아지며, 덜 몽롱하고, 덜 피곤하며, 변비에도 덜 걸리게 된다.

이 책의 기본적인 생각은 비만한 사람들이 대개 영양부족 상태에 있다는 것이다. 종종 필요한 영양분은 음식으로부터 얻을 수 없는 유형, 즉 연결이나 사랑, 흥분과 같은 것들이다. 하지만 동시에 비만한 사람들은 보통 영양적인 면에서도 그와 상응하는 영양실조를 겪는다. 여기에서 대체 욕구의 개념이 다시 등장한다. 우리는 올바른 종류의 음식을 조금만 먹는 대신, 잘못된 종류의 음식을 많이 먹게 될지도 모른다. 우리는 자신에게 필요한 영양소를 얻기 위해 자신에게 실제로 필요하지도 않은 음식들을 끊임없이 먹어댄다.

그 한 가지 예가 엄청난 양의 저지방 음식을 먹는 것이다. 인간의 몸은 일정량의 지방과 기름을 요구한다. 게다가 지방은 충분히 먹었음을 몸에게 알려주는 포만 기제의 주요한 방아쇠 역할을 한다. 만일 당신이 포장된 저지방 음식 중 '푸짐한 1인분'을 먹는다고 해도, 그다지 만족감을 느끼지 못할 것이다. 어쩌면 4~5인분 정도는 더 먹어야 할지도 모른다. 따라서 당신은 자신의 욕구를 충족시키고 포만감을 느낄 수 있을 정도의 지방을 얻기 위해 엄청난 양의 칼로리를 섭취하게 될 수도 있다.

역설적으로, 많은 사람이 식단에 지방을 더 첨가하는 것이 오히려 살을 빼는 데 도움이 된다는 사실을 경험했다. 지방은 포만감을 줄 뿐만 아니라, 신진대사를 증가시켜 칼로리 소모에 도움이 되기 때문이다. 특히 코코넛 기름이 신진대사를 증가시킨다는 사실을 입증하는 연구들은 많다. 또한 지방은 고혈당 식품의 효과를 누그러뜨리는 데 도움을 주고, 오랜 시간에 걸쳐 꾸준히 에너지원을 공급해 폭식과 간식에 대한 충동을 줄여주기도 한다.

또한 지방이 많은 음식은 대체로 맛도 좋다. 우리는 자기신뢰의 길을 따르고 있으며, 여기에는 고지방 음식을 먹음으로써 얻을 수 있는 포만감과 행복을 신뢰하는 일도 포함되어 있음을 기억하자. 반면에 너무 기름진 지방질 음식을 많이 먹는다면, 몸은 명백한 신호를 줄 것이다. 엄청난 양의 탄수화물을 먹어치우는 일은 어렵지 않지만 순수한 버터를 폭식한다면 토하고 싶어질 것이다.

당신은 지방과 콜레스테롤이 심장병이나 그 밖의 다른 문제를 일으킬 수도 있다고 생각할 것이다. 사실 이러한 주장은 과학적으로 매우 의심스럽다. 수십억 달러 규모의 산업이 이러한 심장병의 '지질가설(Lipid Hypothesis)'에 의존하고 있으며, 그것을 반박하는 연구는 관심을 받지 못하거나 오해를 받곤 한다. 나는 여기에서 과학적으로 너무 깊이 들어가지는 않겠지만, 만일 당신이 관심이 있다면 www.cholesterol-and-health.com이나 우페 라븐스코프의 책《콜레스테롤 신화The Cholesterol Myths》, 게리 토브스의 뉴욕 타임스 기사〈그 모든 것이 뻔뻔한 거짓말이라면?〉이나 그의 책《굿 칼로리, 배드 칼로리Cood Calories, Bad Calories》를 찾아보기 바란다. 이 모든 자료는 몸의 욕망이 실제로 위험하지 않다는 것을 당신에게 재확인시켜 줄 것이다.

궁극적으로, 나는 얼마나 많은 지방과 단백질, 탄수화물 등을 먹어야 하는지 알기 위해 과학자들이 필요하다고 생각하지 않는다. 우리의 몸은 훨씬 더 정확한 정보, 즉 유일무이한 존재인 우리 각자에게 특화된 정보를 주기 때문이다. 내가 식단과 영양에 관한 책을 읽는 이유는 혼자서는 결코 시도할 생각조차 못 할 식사법과 새로운 음식에 대한 시야를 넓히기 위해서다. 내가 좋아하는 자료들 일부를 소개하겠지만 그 전에 경고할 것이 있다. 그 모든 정보가 어떤 면에서는 서로 모순되기도 한다는 점이다. 당신은 그러한 자료들로부터 얻은 '답변'에 대해 그 어떤 합의점도 발견할 수 없을 것이다. 다행히도 당신은 '그것'으로부터 답변을 얻을 필요도 없고 그에 대해 지적으로 이해할 필요도 없다. 그러한 책들은 당신이 유일무이한 자신의 몸에 적합한 것을 찾아낼 수 있도록 길잡이가 되어줄 뿐이다.

내가 가장 좋아하는 책은 샐리 팔론의 《자양분이 되는 전통Nourishing Traditions》이다. 이 책은 전통적인 건강 식단을 맛있는 요리법과 함께 설명하고 있으며, 동시에 우리 음식 체계의 퇴보를 폭로하고 있다. 샐리 팔론은 영양학 분야에서 논쟁의 여지가 많은 인물이며, 나는 그녀의 연구가 그녀를 비방하는 사람들의 연구보다 과학적으로 더 믿을만한 것인지를 판단할 자격을 갖추지 못했다. 그럼에도 내가 이 책을 추천하는 이유는 두 가지가 있다. 그중 하나는 내 사적인 경험에서 나왔는데, 이 책은 내 인생의 중요한 시기에 수년 만에 처음으로 내게 깊은 울림을 주었고 나를 진정으로 성장시켰기 때문이다. 두 번째 이유는 이 책은 진짜 음식으로 돌아갈 것을 강력하게 주장하고 있기 때문이다. 이 책은 한때 일반적이었던 다양한 종류의 진짜 음식에 대한 우리의 시야를 넓혀주고, 그것을 준비하는 방법에 대해 설명하고 있다.

과체중인 사람들은 대개 과식하는 동시에 영양 결핍 상태에 있다. 따라서 건강한 체중으로 돌아가는 여정에는 음식을 줄이고 몸을 정화하는 시기뿐만 아니라, 영양을 공급하고 건강을 회복하는 시기도 포함된다. 《자양분이 되는 전통》은 후자의 단계에 도움이 될 것이다. 음식을 줄이고 몸을 정화하는 단계를 위해서는 자연식과 생식, 단식, 주스식, 발아식을 주장하는 다양한 책들을 살펴볼 것을 권한다. 당신은 그러한 것들을 살펴보고, 자신의 직관, 그리고 몸의 감각 피드백과 공명하는 것이 있는지 알아볼 수 있다.

이 체중 감량 단계에서 효과적인 식이요법에 대해서는 도나 게이츠의 《신체 생태학 식단Body Ecology Diet》에 잘 나와 있다. 이 책의 목표는 몸을 산성화하고 병원성 효모의 먹이가 되는 음식을 제거함으로써 몸속 최적의 산염기균형(acid-base balance)뿐 아니라 건강한 장내세균총(사람과 동물의 장관 내 존재하는 세균의 집단 - 옮긴이)을 회복하는 것이다. 그녀의 요리법은 많은 사람에게 소화 장애를 일으킬 수 있는 물질인 글루텐과 유제품을 식단에서 제거하고, 배양되고 발효된 음식과 보충제를 첨가할 것을 강조한다. 의미 있는 것은, 그녀 또한 음식의 양을 제한하기를 주장하지 않는다는 점이다. 영양소가 골고루 배합된 진짜 음식을 먹으면 칼로리를 상대로 끊임없는 투쟁을 하지 않고도 자연스럽게 체중 감량을 할 수 있다. 특히 나는 게이츠의 책을 모든 종류의 칸디다증(곰팡이가 일으키는 다양한 감염 질환 – 옮긴이)이나 알레르기, 자가면역질환으로 고통받는 사람들에게 추천한다. 많은 사람이 그저 글루텐과 유제품을 제거하는 것만으로도 엄청난 효과를 본다.

오늘날 다양한 개인적 차이에 대한 문제를 정면으로 다루고 있는 몇몇 영양학파의 사상이 있다. 그들은 고유한 개인의 특성을 설명하고 분류하기를 시도한다. 아유르베다와 중국 전통의학 같은 체계 중 일부는 수천 년의 역사를 지니고 있지만, 그 밖의 것들은 현대 생화학과 생리학을 기반으로 하고 있다. 신진대사형(形)이라는 비전문적인 이름으로 미루어 볼 때, 현대의 접근법은 여전히 과학의 걸음마 단계에 머물러 있다고 생각한다. 그 주제를 다루고 있는 유명한 책 중에는 윌리엄 월콧과 조 머콜라 박사가 쓴 신진대사형에 관한 책들도 포함되어 있다. 나는 또한 가이 쉥커 박사의 더욱 전문적인 연구로부터 수많은 통찰을 얻었다. 다시 말하지만 그러한 체계들은 서로 모순되는 점이 많다. 하지만 그것들은 당신의 몸에 효과적인 무언가를 향해 당신을 인도할 수 있다. 그것들은 왜 어떤 사람들에게는 고탄수화물 다이어트가 효과적이고, 또 어떤 사람들에게는 고단백 다이어트가 효과적인지, 왜 어떤 사람들은 가지를 먹어도 괜찮은데 또 어떤 사람들은 탈이 나는지, 그리고 특정 비타민과 미네랄 보충제가 왜 어떤 사람들에게는 엄청나게 효과가 있지만 또 어떤 사람들에게는 거의 효과가 없거나 오히려 부정적인 영향을 주는지에 대해 설명한다.

이러한 발견은 어쩌면 중국 전통의학 전문가나 아유르베다 치료사에게는 놀라운 일이 아닐 것이다. 이러한 체계들(그리고 매튜 우드(미국의 약초학자 - 옮긴이)와 근대 이전 서양 의학에 따르면)은 각각의 증상(두통이나 변비 등)에 따라 일대일 치료를 하는 것이 아니라, 약초와 음식을 이용해 근본적인 신체의 부조화를 재조정한다. 따라서 수박은 열이 많고 건성 체질인 사람에게는 완벽한 음식이지만, 창백하고, 잘 붓고, 추위를 많이 타는 체질인 사람에게는 최악의 음식이 될 수도 있다. 만일 당신이 다이어트를 위해 이러한 체계들이 미치는 영향에 대해 알고 싶다면, 아유르베다와 중국, 그리고 서양의 체계를 집대성한 약초학자 마이클 테에라의 책을 추천한다.

아유르베다에 바탕을 둔, 진짜 음식으로의 복귀를 옹호하는 또 하나의 강력한 책으로는 가브리엘 쿠센스의《의식적 식사Conscious Eating》가 있다. 비록 이 책은 모든 사람을 위한 채식주의를 옹호하지만 -나는 여기에 동의하지 않는다- 음식과 음식 남용의 심리학과 영성에 관한 놀라운 통찰을 담고 있다. 만일 당신이 채식주의자가 되고 싶다면 이 책은 훌륭한 선택이 될 것이다. 하지만 균형 잡힌 시각을 얻기 위해서는《자양분이 되는 전통》과 내가 쓴 책《식생활의 요가 The Yoga of Eating》도 함께 읽기를 추천한다. 그리고 나는 이 기회를 빌려 채식주의에 대해 몇 가지 더 이야기하고자 한다.

놀랄 만큼 많은 사람이 부분적으로 채식 식단을 채택하고 있다. 체중 감소에 도움이 될 거라고 생각하기 때문이다. 물론 체중 감소가 주된 동기인 사람들도 있을 것이고, 소위 윤리적, 영적 덕목 증진에 대한 덤으로 여기는 사람들도 있을 것이다. 하지만 채식 식단은 때때로 정반대의 효과, 즉 체중 증가를 가져오기도 한다. 이것은 내가 15년 동안 음식 실천주의(food activism)를 표방하면서 깨달은 사실이며, 그런 일이 일어나는 이유에 대해 과학적 추론을 제시할 수도 있다. 이는 낮아진 단백질 섭취로 인해 혈당 수치가 안정적으로 유지되지 못하고, 그 결과 배고픔이 야기될 수 있기 때문이다. 또 낮아진 지방 섭취로 인해 포만 중추가 제대로 작동하지 못하고 그 결과 과식으로 이어질 수 있다. 또한 채식 식단에 과다하게 포함된 콩은 신진대사를 느려지게 하고 체중 증가를 촉진하는 갑상샘 기능 저하를 일으키기도 한다. 적어도 다이어트 초기에는 어떤 사람들은 채식 식단으로 살을 빼지만 또 어떤 사람들은 살이 찐다. 채식이 만병통치약은 아니다.

이 책의 관점에서 볼 때, 채식주의자가 되기로 결정한다면 합당한 이유는 단 한 가지뿐이다. 그것이 즐겁고, 당신 몸의 선천적 욕구를 충족시켜 주기 때문이어야 한다. 대부분의 사람은 다른 이유로 채식주의자가 된다. 즉 자기애를 스스로에게 허락하고 자신을 좋은 사람으로 여기며 특정한 영적 가르침을 따르기 위해서다. 나는 이렇게 말하고 싶다. 무슨 일이 있어도 자기 자신을 사랑하는 건 어떨까? 자신의 눈에 스스로를 좋은 사람으로 자리매김할 필요가 없다면 어떨까? 나는 당신이 가진 가능성의 메뉴에 모든 것을 올려놓기를 제안한다. '내가 원하는 건 무엇이든 먹을 수 있다.' 이것은 온전한 자기신뢰이며, 자신의 타고난 선함에 대한 온전한 긍정이다. 진정한 욕망이 당신을 살찌게 하지 않는 것처럼, 그러한 욕망은 당신을 악으로 인도하지 않을 것이다. 다음을 꼭 기억하자. 자기 자신과의 투쟁에서 패배자는 누구인가? 바로 당신이다. 이제 모든 것을 놓아버리고 자기 자신을 신뢰할 때가 되었다.

나는 이러한 개념들과 매우 부합하는 책 한 권을 더 소개하려 한다. 영양학자 카린 로저스가 쓴《지금의 다이어트 The Diet of Now》라는 책이다. 다양한 코스 요리와 함께 매우 아름답게 구성된 이 작은 책은 당신을 반복적으로 육체의 현실로 되돌아가게 한다. 또한 이 책에는 의식적 식사와 메뉴 계획, 그리고 요리법에 대한 실용적인 조언도 포함되어 있다. 체중 감량을 위한 탁월한 방법을 제공해 주는 책이다.

게다가, 인터넷에는 말 그대로 수천 개의 건강 사이트들이 있다. 그중에는 그리 과학적이지 않은 것도 많지만, 나는 그 각각의 사이트가 적어도 진실에 대한 아주 작은 창을 제공한다고 믿는다. 저탄수화물, 저지방, 또는 저단백질 식단을 옹호하는 사이트들이 있다. 당신의 혈액형이나 민족적 배경, 아유르베다형에 따라 다르게 구성된 식단을 옹호하는 사이트들도 있다. 다양한 약초와 보충제를 옹호하는 사이트들도 있다. 단식과 주스식, 그리고 발아식을 옹호하는 사이트들도 있다. 나는 그것들 모두가, 심지어 가장 극단적인 것일지라도 어느 정도의 통찰을 제공한다고 믿는다. 하지만 대부분의 사람에게 그 모든 정보는 혼란을 더하고 그것들을 몸에서 꺼내 머리로 가져가게 할 뿐이다. 음식에 대해 아는 것은 음식을 아는 것과는 다르다. 음식을 아는 것은 오직 몸에서만 일어난다. 그것은 무언가를 읽어서는 알 수 없다. 그러므로 읽을거리는 건강을 위한 탐구의 10% 정도로

만 유지하면서, 새로운 경험과 느낌, 그리고 몸의 지혜를 향해 나아가자.

오직 당신의 몸만이 당신에게 완벽한 프로그램이 무엇인지 알 수 있다. 대부분의 비만한 사람처럼 만일 당신이 과식하는 동시에 영양 부족 상태에 있다면, 당신의 몸은 정화하고 음식을 줄이는 단계와 영양을 공급하고 건강을 회복하는 단계가 연속적으로 번갈아 일어나도록 당신을 이끌지도 모른다. 며칠, 몇 주, 또는 심지어 몇 개월 동안 과일과 샐러드, 또는 현미와 콩만 먹고 싶어질 수도 있겠지만, 어느 정도 시간이 지나면 해산물이나 스테이크, 그리고 햄버거가 먹고 싶어질지도 모른다. 당신은 순간순간 무엇이 옳은지 생각해 낼 필요가 없다는 사실을 받아들일 수 있는가? 생각해 낸다는 것은 머리로 이해하는 것을 뜻한다. 그것은 분명 좋은 일이지만 건강을 위해 반드시 필요한 것은 아니다. 사슴이 다쳤을 때 어떤 식물이 약효가 있을지 생각해 낼 수 있을까? 아니다. 사슴은 그저 그러한 식물들에 끌릴 뿐이다. 인간보다 최소한 다섯 배는 힘이 센 침팬지들이 이상적인 운동과 다이어트 프로그램을 생각해 낼 수 있을까? 물론 아니다. 그들은 그저 자신의 몸이 보내오는 신호에 집중하고 있을 뿐이다. 이러한 능력은 인간에게도 잠재되어 있다. 자신의 가능성에 대한 감각을 넓히자!

당신은 체중 감량 초기에 매우 효과적인 고단백 앳킨스 다이어트(일명 황제 다이어트)에 끌릴지도 모르겠다. 이 다이어트를 실행한 많은 사람은 이렇게 말한다. "그건 잠깐은 꽤 효과가 있었지만 오래 지속하기는 힘들어요." 생식이나 비건 다이어트를 하는 많은 사람도 이와 똑같은 경험을 한다. 당신은 무언가에 '집착'하기 위해 평생 투쟁하면서 살아가도록 만들어지지 않았다. 극단적인 다이어트 방법은 잠시 유익할지 모르지만, 그렇다고 해서 평생 그렇게 할 수 있다는 뜻은 아니다. 언제나 몸의 반응이 당신을 이끌도록 해야 한다.

나는 이 책에서 요리법을 따로 제공하지 않았다. 이 분야는 나보다 훨씬 잘 아는 사람이 많다! 내가 위에서 언급한 참고 도서들에는 훌륭한 음식 요리법이 많이 포함되어 있으며, 기존의 요리책에서 요리법을 더 많이 찾아볼 수도 있다. 반드시 천연식품들로만 구성된 요리를 준비하도록 하자. 고지방이나 고칼로리 음식을 두려워하지 말자. 이제 그런 시절은 끝났다. 지금까지의 다이어트는 효과가 없었다. 기억하는가? 당신은 원하는 건 무엇이든 먹을 수 있다. 칼로리 따위는 생각하지 말고 진짜 음식에 집중해 보자. 무엇보다도, 어떤 음식이 맛있고, 또 자양분이 되는지에 대한 자신만의 감각을 믿어보자. 이제 당신은 스스로 영양 섭취를 줄

임으로써 살을 빼는 일은 결코 하지 않을 것이다. 새로운 관점에서, 당신은 자기 자신에게 친절해질 수 있다. '나는 내가 원하는 건 무엇이든 먹을 수 있다.'

같은 맥락에서, 음식의 양을 제한할 필요가 없다는 사실도 잊지 말자. 유일한 한계는 그것이 더 이상 당신의 기분을 좋게 해주지 않을 때이다. '나는 내가 원하는 만큼 먹을 수 있다.' 당신은 자기 자신에게 충분한 음식과 영양분을 공급할 수 있는 즐거움을 스스로에게 허락하고 있다. 당신이 진짜 음식을 되찾을 때, 자연스럽고 진정한 식욕과 몸의 지혜도 되찾게 될 거라고 믿는다. 이 둘은 모두 자연에 뿌리를 두고 있다. 그것들이 곧 자연이다. 당신의 몸도 마찬가지다. 몸의 진정한 본성은 활동적이고, 건강하며, 생기가 넘친다. 당신의 세포와 장기들이 그것을 욕망하며, 배와 머리, 심지어 지방 세포들까지도 순조롭게 기능하고, 생동감 넘치는 건강한 인간의 일부가 되기를 욕망한다. 당신이 모든 영역에서 자연으로 되돌아왔을 때, 타고난 건강의 본성 또한 명백히 그 모습을 드러낼 것이다.

다양한 종류의 진짜 음식을 선택할 수 있다고 스스로를 믿는 한, 당신은 걱정할 필요가 없다. 몸을 구성하는 수많은 세포의 지혜가 이상적인 프로그램을 통해 당신을 건강으로 인도할 것이기 때문이다. 당신이 원하는 진짜 음식은 무

엇이든 먹어도 좋다. 원하는 만큼 먹자. 그리고 모든 음식을
온전히 경험하자.

음식 분별을 위한 이 세 가지 만트라는 자연스럽게 당
신을 진짜 음식으로 인도할 것이다. 하지만 당신이 지금 당
장 진짜 음식으로 바꾸기 위한 탐구를 시작한다면, 건강한
체중으로 전환되는 시기는 훨씬 더 앞당겨질 것이다. 이제
부터 자기 몸의 민감도를 재설정하고 단순하고 자연스럽고
진정한 욕구를 충족시키는 데 도움을 줄 수 있는 다양하고
소박한 자연 음식을 직접 만들어보는 건 어떨까.

'내가 원하는 건 무엇이든 먹을 수 있다.'
이것은 온전한 자기신뢰이며,
자신의 타고난 선함에 대한 온전한 긍정이다.

운동이 아닌
움직임

현대의 성인은 운동을 하는 유일한 창조물이다. 아기와 어린이, 원시인, 그리고 동물들은 오직 운동만을 목적으로 몸을 움직이지 않는다. 그들은 삶의 필요한 기능을 수행하거나 놀기 위해 몸을 움직인다.

한번 생각해 보자. 매일 운동하기 위해 애쓰는 현대의 성인들과, 오직 일이나 재미를 위해 몸을 움직이는 기술 이전 시대의 사람 중 누가 더 건강할까? 원시인들은 오늘날 우리보다 더 건강했다.

당신의 몸은 사용하도록 설계되었다. 근육과 뼈, 힘줄, 그리고 신경계는 거의 몸을 움직이기 위해 존재한다. 움직이는 것은 당신 본성의 일부이다. 그것은 또한 깊은 신체적 욕구이기도 하다. 다시 말하지만, 근본적인 진실은 욕구를 충족시키면 기분이 좋다는 것이다. 따라서 움직임은 즐거움이 되어야 하며, 짐이 되어서는 안 된다. 분명 운동이라는 개념에는 뭔가 문제가 있다.

운동이라는 개념은 정말 새로운 것이다. 표면상으로는 다소 어리석어 보이기까지 한다. 고정된 운동용 자전거를 타고, 결국 출발했던 바로 그 지점에 도착하기 위해 한 시간 동안 러닝머신 위에서 열심히 걷고, 아무것도 옮기지 않으면서 무거운 중량을 들어 올리고 내리기를 반복하는 것은 땅을 판 후 다시 그 구덩이를 메우는 행동과 다를 바 없다. 무의미하고 쓸모없는 시간과 에너지 낭비일 뿐이다. 실제로 당신이 칼로리를 태우기 위해 운동을 할 때, 당신의 생각은 온통 그것에만 쏠려 있다. 당신은 어떤 진정한 목적도 없이 그저 과잉 에너지를 태우는 것이다.

체중 감량을 위한 가장 중요하고 유일한 운동 개념은 바로 이것이다. 운동의 목적은 칼로리를 태우는 것이 아니다. 당신이 체중을 감량하기 위해 칼로리 섭취를 제한하든 아니면 더 많은 칼로리를 태우도록 스스로에게 동기 부여를 하든, 자기 강제와 통제의 시절은 이제 지났다. 삶이 당신이 섭취하는 칼로리보다 더 많은 칼로리를 태우기 위한 끝없는 투쟁이 될 필요는 없다.

다시 한번 말하겠다. 운동의 목적은 칼로리를 태우는 것이 아니다. 운동의 목적은 움직임의 즐거움을 경험하는 것이다. 이때 당신의 몸은 자연스럽게 움직임을 허용하는 상태로 나아간다. 당신이 몸에게 움직이라고 요청하면 몸은 움직임을 쉽게 하기 위해 스스로 그 형태를 바꿀 것이다. 당신이 근육에게 움직이라고 요청하면 근육은 성장할 것이다. 새로운 근육을 키우기 위해서는 엄청난 양의 칼로리가 필요하고 그것을 유지하기 위해서도 지속적으로 연료가 필요하다.

만약 당신이 활동적이라면, 당신의 몸은 활동에 적합한 형태로 차츰 변하게 될 것이다. 그렇다면 무엇이 당신이 활동적으로 변하는 것을 방해할까? 자연스럽고 타고난 당신의 움직임을 막는 것은 무엇일까?

만약 당신이 체중 감량을 위해 오랫동안 러닝머신을 탔다면, 움직임의 즐거움을 막고 있는 것은 '운동' 그 자체일 수 있다. 칼로리를 태우기 위한 운동을 그만둘 때, 당신은 수많은 형태의 재미있는 움직임을 경험할 수 있다는 사실을 깨닫게 될 것이다. 얼마나 오랫동안 운동을 해야 하는지, 또는 얼마나 많은 칼로리를 태워야 하는지에 대해 더 이상 걱정할 필요가 없다. 당신은 그 어떤 형태의 움직임도 받아들일 수 있게 된다.

당신에게 기쁨과 즐거움을 가져다줄 수 있는 것이라면 뭐든 좋다. 가장 추천할 만한 운동의 형태로는 정원 가꾸기, 태극권, 요가, 댄스, 걷기, 각종 스포츠, 또는 신체를 이용한 게임 등이 있다. 어떤 것을 선택하든 그 안에서 즐거움을 찾아보자. 만일 걷는다면 오직 운동을 하기 위해 걷는 것이 아님을 명심하자. 자연 속에서 곤충과 새들의 소리를 온몸으로 느끼면서 자신이 원하는 만큼 빠르게, 또는 천천히 걸어보자. 만일 댄스 수업을 듣는다면 그것을 운동이라고 생각하지 말자. 그 자체로 재미있고 흥미진진한 움직임을 찾아보자.

운동은 살아있는 것에 따르는 부작용이어야 하며, 별도의 유지 활동이 되어서는 안 된다. 당신은 수영이나 달리기, 또는 자전거 타기와 같은 전통적인 '운동' 형태를 즐기고 있을지도 모른다. 나도 그 세 가지 운동을 모두 조금씩 하는데, 그 이유는 운동을 하고 나면 그저 기분이 좋아지기 때문이다. 그리고 그 운동을 내가 원할 때만 하기 때문이다. 나는 주로 아이들과 함께 운동장에서 달리기를 한다. 무언가를 '해야 한다'는 생각은 조금도 없다.

만일 당신이 운동은 힘들어야 한다는 고정관념에 빠져 있다면, 차라리 운동을 완전히 그만두는 것이 도움이 될 수도 있다. 무의식적 지혜에 귀를 기울이고 있는 당신은 아마도 이미 그렇게 했을 것이다. 그러고 나면 당신은 원점에서 다시 시작할 준비가 될 테다. 그렇게 하기 위한 한 가지 방법은 짧은 시간 동안 자연 속에서 매우 느리게 걷는 것이다. 자신의 안락함을 존중하고 자신에게 운동을 강요하지 않겠다고 스스로에게 약속하자. 만약 당신이 고도 비만에 가깝다면, 고작 2분 정도밖에 걷지 못할 수도 있다. 그래도 괜찮다. '내가 원하는 만큼 오래, 그리고 내가 원하는 만큼 빨리' 걸을 수 있도록 스스로에게 온전히 허락하자. 음식과 마찬가지로, 당신은 자기신뢰와 자기존중을 실천하고 있다.

스스로에게 운동을 강요하기를 멈춘다면 당신의 몸에서는 움직이고자 하는 타고난 욕망이 저절로 생겨날 것이다. 움직이고 싶은 것은 본성이다! 우리가 온전히 살아있는 누군가를 묘사할 때 사용하는 단어들을 떠올려보자. 역동적인, 활동적인, 생기 넘치는…… 당신은 스스로에게 운동을 강요할 필요가 없다. 오직 자신의 진정한 본성과 다시 연결되기만 하면 된다.

움직임의 즐거움과 자유를 재발견하는 또 하나의 근사한 방법은 춤을 통해서다. 모든 춤이 멋지지만, 만약 당신이 춤에 서투르거나 남의 시선을 많이 의식하는 성격이라면 기초부터 배워야 할지도 모른다. 야외나 빈방(부딪힐 수 있는 물건이 많은 곳을 피해)의 사적인 공간을 찾아, 몸을 움직이는 것부터 시작해 보자. 천천히, 그리고 조심스럽게 자신의 몸을 움직이고, 몸을 유지할 수 있는 다양한 모든 방법을 탐구해 보자. 특히 우스꽝스럽고 기이해 보이는 모든 움직임을 탐구하기를 권한다. 이것은 당신이 몸이고, 원하는 대로 자신의 몸을 움직이는 것은 당신의 권리이자 자유다.

다시 말하지만, 당신이 그러한 자연스러운 움직임 활동 (movement activity)을 하기 전에, '원하는 시간만큼' 그것을 할 수 있도록 스스로에게 온전히 허락해야 한다. 10분이나 20분 동안 그 움직임을 지속해야 한다고 자기 자신에게 약속하지 말자. 당신은 '내가 원하는 시간만큼'이 자신이 생각하고 있는 것보다 더 길 수도 있다는 것을 알게 될 것이다. 보통 자신이 즐기는 일을 그만두었을 때, 그것은 반의식적 불안감 때문인 경우가 흔하다. 해야 할 일이 있는 것이다! 그저 즐기면서 자신이 하고 싶은 걸 다 할 수는 없다. 그렇지 않은가? 타고난 움직임을 탐구하거나 걸을 때, 당신은 자신이 원하는 만큼 길게, 또는 짧게 그러한 행동을 할 수 있도록 스스로에게 허락해야 한다. 당신은 충분히 준비될 때까지 다른 모든 의무는 제쳐두고, 스스로 그렇게 할 수 있도록 허락해야 한다. 이 시간은 오직 당신만을 위한 것이다.

정해진 시간이 지날 때까지 버티기를 강요하는 운동과는 대조적으로, 여간해서는 멈출 수 없는 즐거운 운동을 상상할 수 있겠는가? 그것은 바로 당신의 생득권이며, 움직임의 즐거움이다. 그리고 그게 바로 당신이 그러한 실천과 함께 되찾고 있는 것이다.

계속 그런 방식으로 칼로리를 태울 것인가? 물론 당신은 그러고 싶을 테지만 그것은 단지 부수적인 효과에 불과하다. 그게 동기가 될 수는 없다. 만일 당신의 진짜 동기가 칼로리를 태우는 것이라면 당신은 자신이 원하는 만큼 많이, 그리고 오래 움직이도록 스스로에게 온전히 허락할 수 없을 것이다. 당신은 움직임의 즐거움을 재발견하지 못할 것이고, 운동을 하기 위해서는 언제나 스스로에게 동기 부여나 협박을 해야 할 것이다. 그리고 당신은 이미 그 최종적인 결과를 알고 있다! 이제 투쟁을 위한 시간은 끝났다.

움직임의 타고난 즐거움을 방해하는 또 하나의 장애물은 우리 문화에서 매우 흔히 볼 수 있는 몸으로부터의 소외다. 우리는 정신을 중시하는 문화에 살고 있다. 육체적 영역에서 일하는 사람들보다 정신적 영역에서 일하는 사람들에게 더 높은 사회적 지위가 돌아간다. 우리는 어린 시절부터 느끼기보다는 생각하도록 훈련받아 왔다. 문제가 있다면 당신은 그 해결 방법을 '생각'해 내야 한다. 느끼는 것보다 생각하는 것에 훨씬 더 익숙해진 많은 사람은 느끼는 방법조차 잊어버렸다. 우리는 몸보다 머리로 정보를 받아들인다.

가끔 내가 누군가에게 "그것에 대해 어떻게 느끼세요?"라고 물어보면, 그들은 "저는 ○○라고 느낀다고 생각해요"라고 대답한다. 아니면 "잘 모르겠어요"라고 말한다. 나 역시 어떠한 감각과 감정들이 존재하는지 정직하게 느끼기보다는, 내가 무엇을 느껴야 하는지 생각해 내기 위해 애쓰고 있음을 종종 알아차린다.

만약 느낄 수 없다면 당신은 자신이 무엇을 원하고 또 무엇을 좋아하는지 알 수 없다. 왜냐하면 알기 위해선 느껴야 하기 때문이다. 앎은 정보를 통해서 오는 것이 아니고, 이성을 통해 오는 것도 아니며, 생각해 낼 수 있는 것도 아니다. 앎은 느낌을 통해 온다. 우리는 읽고 생각할 수 있고, 그럼으로써 음식과 운동에 대해 알 수 있지만, 그런 식으로는 음식을 알 수도 없고, 운동을 알 수도 없다.

당신의 몸은 좋은 기분을 느끼고 싶어 한다는 것을 기억하자! 만일 움직임의 즐거움을 모른다면 당신은 움직이고 싶어 하지 않을 것이고, 스스로에게 움직임을 강요해야 할 것이다. 운동은 하기 싫은 일이 될 것이고, 당신의 운동 시간은 헤드폰을 듣거나 고정된 운동용 자전거 앞에서 TV를 보면서 정신을 다른 데로 돌리려 애쓰는 시련의 시간이 된다.

많은 사람이 운동을 싫어한다고 말하는 것도 무리는 아

니다! 그들은 자신이 싫어하는 운동 형태를 선택하기 때문이다. 그들은 자신이 무엇을 좋아하는지 모르기 때문에 자신이 싫어하는 운동을 선택하고, 그들은 느끼지 못하기 때문에 자신이 무엇을 좋아하는지 모른다.

만일 느낄 수 없다면 당신은 자기 기분을 좋게 해주는 것이 무엇인지 알 길이 없다. 자기 기분을 좋게 해주는 것이 무엇인지 모른다면 당신은 '자신에게 도움이 되는 것'이 무엇인지 알아내기 위해 자신의 머리와 이성, 그리고 각종 자료에서 얻은 정보를 받아들이게 될 것이다. '자신에게 도움이 되는 것'이라는 말에 대해 생각해 보자. 여기에서 '자신'이란 누구일까? 그 말은 세상이 수백만 명의 똑같은 '자신'으로 가득 차 있다고 가정한다. 하지만 우리 각자는 유일무이한 존재다. 당신에게 도움이 되는 것이 무엇인지 알 수 있는 유일한 방법은 당신만큼이나 독특한 앎에 접근하는 것이다. 그 앎은 바로 당신의 몸으로부터 나오며, 세상을 바라보는 당신의 유일무이한 시각이다.

오늘날 지배적인 운동의 형태들은 삶에 대한 슬픈 진술이다. 그것들은 허무감과 절망감에 기여한다.

- 러닝머신: 터벅터벅 쉬지 않고 걷지만, 어디에도 도달할 수 없다.

- 고정된 운동용 자전거: 기계를 계속 작동시키기 위해 피땀 흘려 노력하지만, 역시 당신 자신은 아무 데도 가지 않는다.
- 스텝 머신: 끝없이 정상을 향해 올라가지만 실제로는 조금도 올라가지 않는다.
- 육상 트랙: 원형을 그리며 뛰어다니면서 스스로를 지치게 하는 것.
- 수영장: 자신의 레인을 지키면서 사방이 막힌 비좁은 공간에서 앞뒤로 왔다 갔다 하는 것.
- 역기 운동 기계: 실제로 아무것도 옮기지 않으면서 엄청난 중량을 끝도 없이 들어 올리는 것.

매우 간단하고 상식적인 관점에서 볼 때, 운동을 마치고 나면 당신은 근본적으로 아무것도 성취한 게 없다. 역기들은 여전히 그 자리에 있다. 당신은 아무 데도 가지 않았다. 이것이야말로 칼로리를 태우기 위한 운동을 우리가 참아내지 못하는 심오한 이유가 아닐까? 우리의 영혼은 생명에너지를 비생산적으로 사용하는 것에 저항한다.

그렇다면 우리는 어떻게 하면 자신의 몸과 다시 연결되고, 느낌과 다시 연결되어, 자연스럽게 활동적으로 변화함으로써 날씬한 몸매를 되찾게 하는 움직임의 즐거움을 경험할 수 있을까? 역설적으로, 그 첫 번째 단계는 종종 속도를 늦추는 것이다. 속도를 늦추고 주의를 기울여보자.

이는 먹는 것과 마찬가지다. 한 번에 한 가지에만 주의를 기울일 수 있다는 것을 명심하자. 만일 당신의 관심이 먹고 있는 음식에 있지 않다면, 결코 자신에게 즐거움을 주는 것이 무엇인지 몸으로 알지 못할 것이고, 그 결과 자신의 욕구를 충족시키는 방법도 깨닫지 못할 것이다(왜냐하면 자신의 욕구를 충족시키는 것은 즐겁기 때문이다). 운동을 할 때, 당신은 움직임의 즐거움을 경험하기 위해 자신이 하는 일에 주의를 기울여야 한다. 만일 당신이 좋아하지 않는 러닝머신이나 고정된 운동용 자전거를 느릿느릿 힘없이 타고 있다면, 다른 무언가에 관심을 돌리고 싶어 하는 건 어쩌면 당연하다. 음악을 듣거나 TV를 보면서 운동을 한다면 당신의 관심은 자신의 몸에 있는 것이 아니다! 좀 더 자세히 말해, 칼로리를 얼마나 소모했는지, 그리고 자신의 모습이 얼마나 근사하게 변할지에 대해 생각하면서 스스로에게 동기 부여를 하고 있다면, 마찬가지로 당신의 관심은 자신의 몸에 있는 것이 아니다. 당신은 현재에 있는 것이 아니다. 만약 당신이 시계를 보면서 '이제 8분 남았네!'라고 생각하면서 다음에 할 일(어쩌면 그 모든 칼로리를 소비한 것에 대한 보상으로 커다란 케이크 한 조각을 먹는 것)을 생각하고 있다면, 이 역시 당신의 관심은 현재에 있는 것이 아니며 자신의 몸에 있는 것도 아니다.

동기 부여를 위한 이러한 종류의 속임수는 잠깐 효과가 있을지 모르지만 장기적으로는 효과가 없는 자기강제의 일종이다. 당신은 경험으로 이미 그것을 증명했다. 지속가능한 유일한 운동은 자신이 즐기고, 또 설레는 마음으로 기다리는 운동이다. 당신의 몸은 선천적으로 즐거움을 욕망한다. 우리 모두 움직임의 기쁨을 향해 다가가자!

무언가를 끝내기 위해 노력하고 시간을 빨리 보내려고 애쓰는 습관은 운동을 넘어 확장된다. 만약 당신이 지루한 일을 하고 있다면, 당신은 직장에서도 그와 똑같은 행동을 할 것이다. 만약 당신이 학교생활을 즐기지 못하고 있다면, 당신은 수업에서도 마찬가지 행동을 할 것이다. 가능한 한 고통 없이 그것을 끝내버리고 자신이 좋아하는 것으로 관심을 옮긴다. 디저트!

슬픈 사실은 그런 습관은 너무나 강력한 나머지 우리가 즐기는 활동에도 영향을 미친다는 것이다. 일반적으로 우리는 끊임없이 미래에 살고 있다. 속도를 늦추고 그 순간을 즐기려고 할 때마다 수그러들지 않는 불안감이 우리의 어깨를 두드리며 이렇게 말한다. "이러고 있을 여유가 없을 텐데?" 심지어 디저트를 먹을 때에도, 당신은 자신의 관심이 또다시 미래를 향하고 있음을 발견하게 될지도 모른다. "한 개 더 먹을까?" 우리는 심지어 자신에게 즐거움을 주는 것에조차 지속적으로 관심을 기울이지 못한다! 이것은 우리가 자신이 진정으로 좋아하는 음식들을 몸으로 알지 못하는 이유이며, 또한 움직임의 즐거움을 몸으로 알지 못하는 이유이기도 하다. 꽤 역설적이다. 그렇지 않은가? 당신이 살찐 이유는 즐거움을 스스로에게 충분히 허락하지 않았기 때문이다. 사회는 비만한 사람들은 너무 제멋대로이고 너무 탐욕스럽고 너무 쾌락 지향적이라고 생각하는 경향이 있지만, 아마도 그 반대가 진실에 더 가까울 것이다.

만일 당신이 위에서 제안한 느리게 걷기나 움직이기를 실천한다면, 당신은 불안의 목소리를 크고 분명하게 듣게 될 것이다. 천천히 움직이면서 자신의 시간을 갖는 사치를 즐기고 있노라면 '이건 너무 지루해', '다른 해야 할 일이 있는데', '이렇게 시간을 낭비할 순 없어'와 같은 내면의 목소리가 당신을 방해할지도 모른다. 우리는 이러한 목소리를 지루함이라고 부른다. 불안과 지루함은 밀접하게 연결되어 있다. 아무것도 하지 않는 순간을 견디기 힘들어 하기 때문에, 우리는 비어있는 순간을 오락, 또는 먹는 것으로 채워야 한다고 생각한다. 아무것도 하지 않음으로써 생기는 불안은 우리가 아무것도 하지 않는 즐거움, 즉 단지 존재하는 즐거움을 경험하는 것을 방해한다. 마찬가지로, 운동의 영역에서 불안은 움직임의 즐거움을 방해하고, 음식의 영역에서 불안은 소박한 자연 음식을 섭취함으로써 얻을 수 있는 즐거움과 만족감을 가로막는다.

이것은 아무것도 하지 않는 것이 살을 빼는 데 도움이 되는 이유이다! 놀랍지만 사실이다. 만약 당신이 단지 존재하는 즐거움을 스스로에게 허락할 수 있다면, 당신은 움직이고, 또 먹는 즐거움을 스스로에게 허락하기를 연습하고 있는 것이다. 아무것도 하지 않는 것, 즉 0칼로리를 소비하는 활동이 당신이 살을 빼는 데 도움이 된다. 명상 수련을 하지 않는 한, 당신은 틀림없이 그런 활동을 별로 경험해 보지 못했을 것이다. 어쩌면 어렸을 때부터 죽. 대부분의 사람은 모든 비어있는 순간을 TV나 음식, 또는 '생산적인' 무언가로 채우고 있다. 항상 해야 할 무언가가 있는 것이다. 자, 이제 다른 무언가를 해 볼 시간이다. 자신의 삶에 아무것도 더하지 않고 무슨 일이 일어나는지 지켜볼 시간이다.

아무것도 하지 않을 수 있는 최고의 장소는 자연이다. 자연 속에서 천천히 걸을 때, 당신은 그 어떤 목표나 의무, 기대에 대한 마음을 비워야 한다. 야생식물의 자연 그대로의 모습, 곤충과 새와 바람 소리, 나무와 구름의 형태, 자연의 냄새, 그리고 자신의 몸을 움직이는 감각으로 오감을 채

위보자. 당신은 그것들을 즐기기 위해 애쓸 필요가 없다. 그런 활동이 '효과'가 있는지 알아보기 위해 끊임없이 평가할 필요가 없다. 그러한 시간을 보내는 것을 정당화할 필요도 없다.

그것은 오직 당신만의 달콤한 시간이다. 평가하거나 정당화할 필요가 없는, 오직 당신만을 위한 시간. 그런 선물을 자기 자신에게 주는 것이 성장에 도움이 될지 어떻게 알 수 있을까? 그러한 자연의 광경과 소리가 현대 사회에서 그토록 부족한 잃어버린 관계들을 회복하는 데 도움이 될지 어떻게 알 수 있을까?

당신은 아무것도 할 필요가 없다. 자연의 광경과 소리, 냄새는 스스로 모든 것을 치유하고 있다. 당신이 할 일은 그 사실을 받아들이는 것뿐이다. 아무런 노력도 필요 없다. 그러한 사실을 이해할 수 있겠는가? 노력의 시대는 끝났다. 투쟁의 시대는 끝났다. 당신은 날씬해지기 위해 노력하고, 노력하고, 또 노력했지만, 결국 효과가 없었다. 이제 당신은 노력을 멈추고 언제나 자유롭게 이용할 수 있는 자신의 타고난 권리를 받아들일 준비가 되었다. 자기 자신을 비우고 받아들이자.

심지어 자연 속에서 '자신만을 위한' 시간을 자주 갖는 것만으로도 당신의 몸과 인생은 극적으로 변화할 수 있다.

여기에 음식 분별을 위한 세 가지 만트라를 더하면, 그 효과는 완전히 혁명적일 수 있다. 여기에 어려운 점은 하나도 없다. 당신은 지금 어떤 거대하고 험난한 시련을 시작하려는 게 아니다. 오히려 그게 쉽게 이루어지도록 허용하는 것이다.

만일 당신이 요가나 댄스, 태극권과 같이 즐거움을 줄 수 있는 또 다른 형태의 움직임을 받아들이기로 결정한다면, 그것을 하는 동안에는 오직 거기서 오는 즐거움을 스스로에게 허락해 보자. 불안의 습관이 워낙 깊이 스며들어 있기 때문에, 당신은 그러한 움직임을 시작하기 전에 '여기에만 집중해도 괜찮아. 다른 일은 나중에 하면 돼. 내겐 그 무엇보다 소중한 시간이야'라고 겁에 질린 내면의 아이에게 말해주면 도움이 된다. 그러고 나면 당신은 자신이 선택한 활동을 통해 온전한 즐거움을 느낄 수 있을 것이고, 그러한 즐거움은 당신을 반복적으로 그 활동에 끌어들일 것이다.

사람들이 스스로 운동하게 만드는 전통적인 방법은 그 것을 그만두면 자기 자신에게 벌주는 것이다. 당신은 이전에 이런 시도를 한 적이 있을 것이다. '게으른', '제멋대로인', '나약한'과 같은 모욕적인 말로 스스로를 벌주면서 자신이 얼마나 무기력한지에 대한 모든 이야기를 만들어낸다. 당신은 정말 자신에게 겁을 주어 스스로를 운동하게 만들 수 있다고 생각하는가? 아니, 그 반대다. 인간은 노예로 살아가기 위해 태어난 것이 아니다. 만일 그러한 종류의 자기강제를 행한다면, 조만간 당신은 자연스럽게 그것에 저항하게 될 것이다. 결국 당신은 자화자찬에 대한 보상과 자기비난에 대한 처벌을 무시하게 될 것이다. 이는 음식 분별에도, 운동하는 데에도 효과가 없다. 당신은 폭식을 하거나, 조금의 운동도 하지 않음으로써 저항한다. 이러한 저항은 사람들이 자신이 운동을 하기 싫어한다고 생각하거나, 또는 끊임없이 운동 프로그램을 시작하는 것에 대해 절망하는 한 가지 이유이다.

만일 이것이 당신의 이야기라면 잘된 일이다! 이 책은 식이요법이나 운동 프로그램을 추천하지 않는다. 그 어떤 프로그램도 필요 없다. 하지만 운동에 대해 당신이 지금까지 쌓아온 지나친 반감은 버려야 한다. 칼로리 소모의 사고방식을 놓아버리는 것이 좋은 출발이 된다. 언제라도 하고 있는 운동을 멈출 수 있도록 스스로에게 온전히 허락하는 것 또한 도움이 된다. 만일 당신이 운동을 계속하고 싶지 않다면 10분이나 5분, 심지어 1분 후에라도 멈출 수 있다고 스스로에게 말해두자. 그리고 운동을 멈출 때 자신을 벌주지 않겠다고 약속하자. 그러면 겨우 5분밖에 운동을 하지 못했다고 해서 자기 자신에게 실망하는 일은 없을 것이다.

진정으로 멈추기를 원할 때 멈춤으로써, 당신은 '운동=자기강제'라는 고정관념을 버리고, 저항과 반항을 택하지 않게 될 것이다.

'나는 내가 원할 때는 언제든 멈출 수 있다'라는 말에는 사실 두 가지 의미가 있다. 첫 번째 의미는 분명하고, 두 번째 의미는 '내가 정말로 원할 때까지는 멈출 필요가 없다'이다. 당신은 자신의 무의식이 진정한 욕망을 실현하도록 허락한다. 그리고 진정한 욕망은 진정한 욕구로부터 나오며, 이러한 욕구를 충족시킬 때, 대체물에 대한 갈망은 사라진다는 것을 기억하자.

원하는 시간만큼, 그리고 원하는 만큼 천천히 움직일 수 있도록 스스로에게 온전히 허락한다면, 당신은 더 많은 시간을 움직이는 데 사용하게 될지도 모른다. 당신은 멈추지 않고 몇 시간 동안 걸어갈 수도 있고, 걷기에서 자연스럽게 달리기나 더욱 격렬한 요가를 시작하게 될 수도 있다. 다 좋다. 하지만 그러한 성과에 집착하지 않도록 주의하자. 그것을 목표로 삼지 말고, 그런 일이 일어난다 해도 그것을 새로운 기준으로 삼지 말자. 항상 새롭고 진정한 자기 자신이 될 수 있도록 스스로에게 허락하자. 당신의 몸은 활기차고 활동적인 상태를 회복하면서 다양한 단계를 거치게 될 것이다. 휴식과 재건이 가장 적절할 때가 있다. 비록 당신이 매일 몇 시간씩 걷기를 해왔다고 해도, 갑자기 어느 날 아침에 일어나서 그것이 귀찮게 느껴진다면, 하지 않아도 된다.

이 책의 목표와 방법은 살아있는 즐거움과 다시 연결되는 것임을 기억하자. 움직임은 그러한 즐거움 중 하나다. 비록 당신이 많은 칼로리를 소모하지 않더라도, 움직임의 즐거움은 당신을 더욱 온전한 삶으로 이끌어 줄 것이다. 살아있다는 것은 느끼는 것이다. 몸을 움직이는 즐거움을 온전히 느껴보자. 그러면 당신은 자연스럽게 더욱더 살아있음을 느낄 수 있다. 온전히 살아있다는 것은 활기차고, 생기가 넘치며, 건강해짐을 뜻한다. 이 모든 게 온전한 느낌의 결과이다.

운동의 목적은 칼로리를 태우는 것이 아니다.
운동의 목적은 움직임의 즐거움을 경험하는 것이다.
이때 당신의 몸은 자연스럽게 움직임을 허용하는 상태로 나아간다.

욕구와
만나기

옛날 옛적에 자기 집 열쇠를 잃어버린 한 남자가 있었다. 그는 열쇠를 찾기 위해 가로등 아래를 서성거리고 있었다. 지나가던 행인이 다가와서 물었다. "뭘 잃어버리셨나 봐요. 제가 도와드릴까요?"

남자가 말했다. "아, 네. 집 열쇠를 잃어버려서요."

행인이 말했다. "저도 같이 찾아볼게요. 그런데 열쇠가 떨어졌을 때 어디에 계셨어요?"

"저기 나무 근처에 있을 때 주머니에서 뭔가를 꺼냈거든요. 그때 떨어진 것 같아요."

"나무 근처에서 열쇠를 잃어버렸다면서 왜 여기서 찾고 계신 거죠?

남자는 설명했다. "저쪽은 너무 어두워서요. 여기 가로 등 불빛 아래에서는 잘 보이거든요!"

많은 사람이 이 남자와 같은 행동을 한다. 우리는 매우 중요한 무언가를 잃어버렸다. 바로 자신의 집으로 돌아가는 열쇠, 그러니까 활력과 건강이라는 우리의 생득권을 회복하는 열쇠를 잃어버린 것이다. 하지만 우리는 그림자 속으로, 즉 어두운 미지의 세계로 과감히 발을 들여놓기보다는 익숙한 영역에서 해결책을 찾고 또 찾는다. 비만한 사람에게 안전하고 익숙한 영역은 음식이다. 그는 모든 종류의 다이어트와 동기 부여 기술, 보충제와 프로그램, 그리고 계획을 시도하면서 그 영역을 뒤지고, 또 뒤진다.

그 어떤 것도 효과가 없다. 열쇠는 자신이 가지고 있기 때문에 음식의 영역에서는 찾을 수 없다. 그 이유에 대해서는 앞에서 이미 설명했다. 음식은 다른 욕구의 대체물일 뿐이다. 그 욕구란 무엇인가? 그것은 사람마다 제각기 다르지만 아마 어둠 속에 놓여있을 것이다. 당신이 들어가기 두려워하는 어딘가에 말이다. 당신은 그게 무엇인지 정확히 알고 있다! 단지 위험을 무릅쓰고 그곳으로 가서 열쇠를 가져오는 것이 두려울 뿐이다.

만일 당신이 충족되지 못한 관계나 불안한 직장생활에 대해 스스로를 위로하거나 그것들로부터 잠시나마 벗어나기 위해 무언가를 먹고 있다면, 지금 내가 무슨 말을 하는지 알 것이다. 나는 폭식과 음식 중독을 일으키는 깊이 숨겨진 욕구를 더 잘 알 수 있도록 하기 위해 작은 훈련 하나를 제안하려 한다. 욕망은 충족되지 못한 욕구에서 온다는 사실을 명심하자. 이는 곧 욕망이 단서, 즉 그러한 욕구에 대한 통로를 제공함을 의미한다. 만일 당신이 음식 분별을 위한 세 가지 만트라를 연습한다면, 충족되지 못한 깊은 욕구는 더욱 분명히 그 모습을 드러내기 시작할 것이다. 다음의 훈련은 그러한 욕구를 충족시키기 위해 설계되었다.

이 훈련을 수행할 때, 당신은 그 충족되지 못한 욕구에 대해 아무것도 할 필요가 없다는 것을 기억하자. 우리는 모든 자기강제를 놓아버릴 것이다. '무언가를 해야 한다'는 두려움은 당신이 그곳으로 들어가는 것조차 방해한다. 이는 충족되지 못한 욕구를 어둠 속에 그대로 방치하는 일이다. 이 훈련은 단지 그것에 불을 밝히기 위한 것이다. 이는 당신이 충족되지 못한 욕구를 위해 아무것도 하지 않을 것이라는 말이 아니다. 당신이 그렇게 할 때, 그 행동이 자연스럽고 올바르게 느껴질 거라는 의미이다.

1단계: 먼저, 겉으로 드러난 욕망에서부터 시작해 보자. 종이를 세로로 두 칸으로 나눈 다음 왼쪽 칸에 자신이 원하는 것을 모두 적어보자. 부끄러워하지 말자! 가장 하찮은 욕망, 심지어 비열한 욕망도 좋다. 이것은 행동을 위한 계획이 아니라, 그저 당신이 지금 어디에 있는지 보여주는 현실적인 목록일 뿐임을 명심하자. 다음은 당신의 시작을 돕기 위한 몇 가지 사례다.

- 나는 아이팟을 갖고 싶다.
- 나는 돈이 많았으면 좋겠다.
- 나는 여왕처럼 대접받고 싶다.
- 나는 섹시한 여자친구가 있었으면 좋겠다.
- 나는 아이들에게 더 자주 전화하고 싶다.
- 나는 손주들과 좋은 시간을 보내고 싶다.
- 나는 뭔가를 때려 부수고 싶다.
- 나는 지금 당장 쿠키 한 상자를 먹어치우고 싶다.
- 나는 집에 있는 음식을 몽땅 먹어치우고 싶다.
- 나는 사람들이 나를 좋아해 주기를 원한다.
- 나는 날씬해지고 싶다.
- 나는 아름다워지고 싶다.
- 나는 배우자가 남을 더 배려해 주기를 원한다.
- 나는 새 차를 갖고 싶다.
- 나는 올 A를 받기를 원한다.

- 나는 내 아들이 올 A를 받기를 원한다.

- 나는 내 딸이 그 폭주족과 헤어지기를 원한다.

- 나는 유명해지고 싶다.

- 나는 평범해지고 싶다.

- 나는 기분이 좋아지고 싶다.

- 나는 죽고 싶다.

- 나는 건강 문제가 사라지기를 원한다.

- 나는 그 사람처럼 내게도 행운이 따르기를 원한다.

- 나는 그 사람이 내게 사과하기를 원한다.

- 나는 안전감을 느끼고 싶다.

- 나는 사람들이 내 말을 들어주기를 원한다.

- 나는 신이 존재하는지 알고 싶다.

2단계: 오른쪽 칸에는, 왼쪽 칸에 적어놓은 각각의 욕망 아래 내재한 더 깊은 욕망을 적어보자. 예를 들어, 많은 돈을 원한다면 왜 그것을 원하는지 생각해 보자. 그것이 당신에게 무엇을 가져다주는가? 어쩌면 당신이 진정으로 원하는 것은 안전이나 자유, 또는 남들에게 존중을 받는 것일지도 모른다. 여기서 더 깊은 차원으로 들어갈 수도 있다. 당신은 왜 존중받기를 원할까? 당신은 왜 안전을 갈망하는 걸까? 어차피 언젠가는 죽을 텐데 말이다. 당신이 진정으로 원하는 것은 무엇일까?

만일 당신이 위의 어느 지점에서 더 나아가지 못하고 있다면, 근본적인 욕구나 욕망을 찾는 좋은 방법은 왼쪽 칸에 적힌 욕망을 성취한 자신을 상상해 보는 것이다. 당신이 욕망의 대상을 얻었을 때 어떤 기분이 들지 상상해 보자. 그러고 나서 황홀감이나 만족감이 사라지고 나면 어떤 기분일지 상상해 보자. 만일 그것이 더 깊은 무언가의 대체물이라면, 당신은 여전히 그 아래에 결핍, 즉 갈망을 지니고 있을 것이다. 지금 당신이 원하는 것은 무엇인가?

많은 올림픽 선수들은 금메달을 딴 지 며칠, 몇 주, 또는 몇 달이 지나면 엄청난 허탈감이나 공허감에 시달린다. 그들은 가장 큰 욕망이라고 생각했던 것을 이루었음에도 불구하고 그것만으로는 충분하지 않았다. 갈망과 굶주림이 여전히 남아있는 것이다. 이것은 배부르게 음식을 먹었지만 여전히 허기진 느낌과 정확히 일치한다.

사람들이 더 깊은 욕망에 도달하기 위해 1단계에서처럼 피상적인 욕망을 적는 훈련을 할 때, 몇 가지 똑같은 항목들이 반복적으로 등장한다. 사랑하고 또 사랑받고 싶은 욕망. 알고 싶은 욕망. 알려지고 싶은 욕망. 탐구하고 싶은 욕망. 배우고 싶은 욕망. 창조하고 싶은 욕망. 놀고 싶은 욕망. 즐거움을 경험하고 싶은 욕망. 아름다움을 즐기고 싶은 욕망.

감옥에 있든 컨트리클럽에 있든, 모든 인간은 근본적으로 같은 욕망을 지니고 있다. 궁극적으로, 그러한 욕망은 우리가 추구하는 모든 것의 밑바탕을 이루고 있다. 가장 탐욕스럽고 폭력적인 욕망조차도 그처럼 아름답고 신성한 본질에 뿌리를 두고 있다. 욕심과 폭력은 우리의 신성한 기본적인 욕망이 부정되고 왜곡되어 대체물로 전환될 때 일어나는 일이다.

나는 당신이 자기 내면을 들여다보면 자기 존재의 선함을 느낄 수 있음을 안다. 이것은 이 책《다이어트 레볼루션》을 신뢰하기 위해 우리가 다가가고 있고 깨달아가고 있는 기본적인 선함이다. 선함은 우리의 진정한 본성이기 때문에 우리는 그것을 획득하기 위해 투쟁하거나 싸울 필요가 없다. 그것은 아름답고, 건강한 몸의 형태로서의 선함을 포함한다.

진정한 욕망의 목록을 살펴볼 때, 잠시 시간을 들여 자신의 근본적인 선함에 감사하자. 탐욕스럽고 폭력적인 자신의 욕망을 들여다보고 '내가 정말 원하는 건 사랑을 표현하는 거였어.' '내가 정말 원하는 건 나 자신을 사랑하는 일이었어.'라는 사실을 깨닫는 일은 매우 감동적일 테니 말이다.

3단계: 자신의 목록을 훑어볼 때, 아마 당신이 지금 당장 삶에서 커다란 문제로 인식하는, 가장 눈에 띄는 욕구나 욕망이 있을 것이다. 그것은 인간관계나 돈, 직업, 또는 건강과 같은 모든 시나리오와 관련 있을 수 있다. 더욱 피상적인 모든 표현을 포함하여 가장 두드러진 욕망을 찾아보자. 그런 다음 그저 그 욕망을 느끼면서 몇 분 동안 거기에 머물자. 그 욕망이 무엇을 원하는지 느껴보자. 충족되지 못한 욕구가 있다는 것이 어떤지 느껴보자. 당신은 지금 당장 그에 대해 아무것도 할 필요가 없다는 것을 기억하자. 무엇보다도 당신은 자신이 무엇을 할 것인지 '생각'해 낼 필요가 없다. 답을 찾을 필요도, 출구를 찾을 필요도 없다. 그 길로 가지 말자. 그 길은 아무리 열심히 노력하고 투쟁해도 결국 절망에 이르는 길이다. 그저 그곳에 머물면서, 존재하고, 느끼는 것만으로 충분하다.

나는 이 훈련을 '욕구와 만나기(Meeting the need: 욕구를 충족시킨다는 의미이기도 하다 - 옮긴이)'라고 부른다. 그것이 즉각적으로 욕구를 충족시켜 주기 때문이 아니라 만나서 반갑다는 의미에서 그렇게 부른다. 당신은 욕구와 만나고, 욕구와 가까워진다. 당신은 이제 과감하게 열쇠가 있는 어둠 속으로 들어갔다. 다음 단계는 열쇠를 사용하는 것이고, 당신은 그 시기가 오면 언제, 그리고 어떻게 그렇게 해야 하는지 정확히 알게 될 것이다. 사실, 진정한 욕망에 온전한 사랑을 쏟는 것만으로도 멈출 수 없는 일련의 사건이 일어나게 할 수 있다. 그 결과는 늦게 나타날 수도 있고, 운이 좋으면 빠르게 나타날 수도 있다. 당신은 때가 되면 행동할 것이고, 스스로를 멈출 수 없게 될 것이다.

우리는 매우 중요한 무언가를 잃어버렸다.
바로 자신의 집으로 돌아가는 열쇠, 그러니까 활력과 건강이라는
우리의 생득권을 회복하는 열쇠를 잃어버린 것이다.

영혼의 음식

단지 입으로 집어넣는 물질뿐만 아니라, 당신이라는 존재를 이루는 것이라면 무엇이든 일종의 음식이라고 할 수 있다. 예를 들어 호흡, 광경, 소리, 감각, 신념, 이야기, 그리고 믿음 말이다. 무언가를 자신의 존재로 가져오려면 그저 그것에 집중하면 된다. 그러면 그것은 당신의 세계로 들어와 자아의 일부가 된다.

이는 TV를 보면서 식사를 하면 그 음식을 제대로 즐기지 못하는 이유이기도 하다. 당신의 관심이 음식이 아니라 TV 프로그램에 쏠려 있기 때문이다. 당신은 TV를 먹고 있는 것이다! 마찬가지로 칼로리에 집착하면서 먹거나, '이것 다음에 하나 더' 먹을 생각을 하면서 먹거나, 앞으로 먹을 디저트에 대해 생각하면서 먹는다면 당신이 실제로 먹고 있는 것은 걱정과 집착, 그리고 생각이다. 끊임없이 먹어대는 것도 어쩌면 당연하다. 당신의 몸은 음식을 먹었다는 사실을 거의 인식하지 못하기 때문이다.

'인간은 빵으로만 살 수 없다'라는 말이 있다. 영양분을 공급받기 위해(그리고 일상적으로 먹는 음식을 대체물로 이용하지 않기 위해), 우리는 또한 자양분이 되는 감각과 생각, 경험으로 자신을 채워야 한다. 음식 분별을 위한 두 번째 만트라는 '나는 내가 원하는 것은 무엇이든 먹도록 스스로에게 온전히 허락한다'였다. 그렇다면 이것을 위에서 말한 일종의 음식이라고 할 수 있는 것들로 확장해 보면 어떨까? 무언가를 먹고 싶다는 충동이 일어나면, 잠시 멈추고 자신이 진정으로 원하는 것이 무엇인지 자문해 보자. 어쩌면 그것은 음식이 아닐지도 모른다. 당신은 습관적으로 다른 무언가를 음식으로 대체하고 있을지도 모른다. 그리고 그 다른 무언가는 명백하다.

대체 욕망이 항상 숨겨져 있는 것은 아니다. 우리는 피곤하거나 외롭거나 지루할 때 음식을 먹는다. 때때로 당신이 잠시 멈춘다면 진정한 욕구는 분명해질 것이다.

만약 진정한 욕구가 분명히 드러나지 않는다면, 그 이유는 아마도 너무 오랫동안 욕구가 충족되지 못한 나머지 그것이 일으키는 굶주림에 당신이 무감각해졌기 때문일 것이다. 진정한 욕구에 대한 민감성을 회복하기 위해 당신은 내가 앞에서 제안한 것을 그대로 따라야 한다. 즉 메뉴에 '진짜 음식'을 더 많이 추가하는 것이다. 달리 말해, 위의 목록에 있는 다른 '음식'의 일부를 탐구해 보는 것이다.

예를 들어 당신이 뭔가를 더 먹고 싶은 욕망이 생겼다고 하자. 잠시 몸의 욕망에 주의를 기울였더니 실제로 배가 고픈 건 아니지만 자신이 무엇을 원하는지 모른다는 것을 깨달았다. 그런 다음 몇 가지를 시도해 보자. 먼저 물을 한 잔 마시자. 어쩌면 당신은 지금 목이 마른 것일 수도 있다. 일부 전문가들은 대부분의 미국인이 만성 탈수 증세를 겪고 있는데 너무나 오랫동안 자신의 갈증 감각을 무시해 왔기 때문에 더 이상 그것을 인식하지 못하고 있다고 주장한다.

만일 목이 마른 게 아니라면 다른 것을 해보자. 그 공허한 느낌은 '자연결핍장애(nature deficit disorder)'의 징후일 수도 있다. 인간의 신경계는 자연의 광경과 소리, 그리고 냄새로 하루 종일 채워지도록 설계되어 있다. 만약 당신이 몇 분 동안 새가 지저귀는 소리에 골똘히 귀를 기울인다면, 당신은 한때 음식이 제공해 주었던 연결된 느낌으로 가득 찬 채 풍요로움을 느끼게 될 것이다. 제대로 효과를 보려면 당신은 그 노래를 그저 배경음으로 취급하지 말고 그것에 진정으로 귀를 기울여야 한다. 노래에 주의를 기울이고 그것을 당신의 존재로 가져와야 한다. 다른 감각으로도 똑같이 할 수 있다. 몇 분 동안 자신의 시야를 한 그루의 나무나 한 송이의 꽃으로 채워보자. 그저 마음을 비우고 그 식물이 당신을 가득 채울 수 있도록 허락하자. 달리 설명할 방법은 없다. 왜냐하면 당신도 이미 그 방법을 알고 있기 때문이다. 그 이유나 방법, 또는 가부를 생각하려 하지 말고 그저 밖으로 나가서 실천해 보자! 아니면 맨발로 나가 발아래 닿는 잔디의 감각으로 당신의 존재를 채우는 것도 좋다.

사람들은 종종 관심의 대체물로 음식을 이용한다. 이러한 관심에 대한 요청은 어린 시절까지 거슬러 올라가기도 한다. 어떤 의미에서 음식은 자신에게 주의를 기울이는 방법이지만 그것은 꼭 필요한 종류의 관심이 아닌 경우가 많다. 특히 불편한 감정이 올라올 때에는 더욱 그렇다. 이것은 다소 역설적인데, 왜냐하면 다른 종류의 고통과 마찬가지로 이러한 감정은 다름 아닌 관심에 대한 요청이기 때문이다. 그 감정의 목적은 충족되지 못한 욕구에 대해 주의를 환기시키는 것이다. 따라서 만일 당신이 오래되고 익숙한 갈망을 느낀다면, 그 결핍이 올라오고 있다면, 그것에 조금이라도 관심을 기울여보자. 그것을 바라보고, 느끼고, 당신 내면에 그것을 위한 공간을 마련해 보자. 당신은 음식 대신 관심이 필요한 것일지도 모른다. 비록 당신이 어떤 강한 감정을 느끼지는 못하더라도 가끔은 자신에게 관심을 가져보자. 단지 자신만을 위한 짧지만 달콤한 시간을 보내자. 우리는 모두 관심이 필요하다. 당신은 아마도 아이들이 어른들의 관심을 얻기 위해 얼마나 많은 노력을 하는지 알고 있을 것이다. 사실 어른도 다르지 않다.

여기에서 중요한 점은 이러한 활동 중 그 무엇도 당신의 마음을 음식에서 멀어지게 하거나 다음번 폭식을 지연시키기 위한 속임수가 아니라는 점이다. 그것들은 자기 자신을 통제하거나 부정하는 새로운 방법이 아니다. 굶주림은 실제로 음식 때문일 수도 있다.

당신이 물이나 새, 또는 식물을 자신의 존재로 가져올 때 채택하는 태도는 즐거움과 너그러움이다. 당신은 삶 자체의 유쾌함에 마음을 열고 있다. 자신의 욕구를 충족시키면 기분이 좋다. 이것은 절대로 변하지 않을 진리다. 당신은 그러기 위해 더 많은 방법을 찾을 테고, 그러고 나면 더 이상 그 욕구를 음식으로 채우려 하지 않을 것이다.

음식은 우리가 자양분 많은 우주와 연결되는 여러 방법 중 하나일 뿐이다. 그러므로 우리가 나머지 인류와 나머지 생명체와의 연결을 강화하기 위해 하는 일은 무엇이든 음식에 대한 욕망을 줄여줄 것이다. 흙과 곤충, 꽃, 잡초와 매우 구체적이고 감각적인 방법으로 연결될 수 있는 정원 가꾸기는 칼로리 소비와 무관하게 당신의 체중을 줄여주는 훌륭한 방법이다. 반려동물이나 아이들을 돌보는 일도 마찬가지다. 그저 하루가 빨리 지나가기만을 기다리기보다는 그들에게 진정으로 사랑과 관심을 쏟는다면 이 또한 훌륭한 체중 감량 방법이 될 것이다. 이는 매우 중요하다. 가정주부들은 종종 보살펴야 할 어린아이가 있으면 살이 찐다. 음식이 외로움이나 지루함, 그리고 육아 스트레스에서 벗어나기 위한 탈출구가 되기 때문이다.

현대 생활의 외로움과 나쁜 건강 상태, 외부와의 단절, 그리고 비만은 모두 함께 일어난다. 그것들은 자동차와 TV, 컴퓨터, 돈을 비롯한 현대의 생활방식에 딸려오는 덤이다. 그것들은 우리 생활 양식의 일부이며, 당신에게 고통을 준다. 불편함을 완화하기 위해 하는 행동들은 종종 그러한 생활 양식을 강화한다. 외로움을 누그러뜨리기 위해 TV를 보고, 지루함을 달래기 위해 간식을 먹고, 친밀함을 느끼기 위해 달콤한 아이스크림을 먹는 것 등이 그 예다. 그러한 생활 양식의 한 부분을 바꾸면, 예를 들어 진짜 음식으로 돌아가면, 당신 삶의 다른 측면들도 불가항력적으로 진정성을 향해 끌리게 된다. 당신은 영혼을 위한 진정한 자양분을 찾을 수 있다. 우리가 진정한 자양분에 접근하는 것을 막는 방해물은 습관과 무지뿐이다. 우리는 근본적으로 모든 것을 제공하는 풍요로운 우주에 살고 있다. 우리가 자신의 존재로 가져오는 것은 무엇이든 음식이기 때문에, 당신은 이 책의 원리를 삶의 어떤 선택에도 적용할 수 있다.

온전히 허락하여 선택하고, 자신이 선택한 결과를 온전히 느껴보자. 그러고 나면 당신은 자신의 타고난 욕망과 일치하게 될 것이고, 자신이 가진 자연스러운 선함을 깨닫게 될 것이다.

무언가를 먹고 싶다는 충동이 일어나면, 잠시 멈추고
자신이 진정으로 원하는 것이 무엇인지 자문해 보자.
어쩌면 그것은 음식이 아닐지도 모른다.

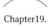
희망의
부재 속에서

때로 당신은 충족할 수 없을 것 같은 욕구와 맞닥뜨릴 수도 있다. 당신은 자연과 더불어 살아야 할 필요성을 분명히 인식하고 있지만 현실적으로는 주간고속도로 옆 아파트에 살 형편밖에 되지 않는다. 당신은 창의적으로 자신을 표현해야 한다는 것을 알지만, 발전 가능성 없는 지루한 일에 매달려 있을 뿐이다. 당신은 인간적인 친밀감이 필요하다는 것을 알고 있지만, 어느 누가 뚱뚱하고 못생기고 이혼 경력까지 있는 당신과 함께하기를 원하겠는가? 그래서 당신은 먹고, 먹고, 또 먹는다.

과식은 사람들이 자기가 삶의 희생자가 되었다고 느낄 때 반응하는 하나의 방식이다. 나는 우리의 영적인 글쓰기

(인간 존재의 근본을 다루는 시나 산문 – 옮긴이)에서도 찾을 수 있는 피해 의식에 대한 혼동을 해소하고 싶다. 두려움과 마찬가지로 피해 의식은 맞서 싸워야 하는 적이 아니다. 그것은 단지 충족되지 못한 욕구를 가리키는 증상일 뿐이다. 한편으로 영적인 서적들이 말하는 것은 사실이다. 즉 당신은 자기 삶의 창조자이며, 결코 그 피해자가 아니다. 그러나 사람들을 억압하고 빈곤에 빠뜨리는 경제적, 사회적, 정치적 폭력은 실재한다. 게다가 피해 의식은 진실의 또 다른 측면을 내포하고 있다. 당신이 처한 곤경에서 벗어날 수 있는 합리적이고 현실적인 방법이 없다는 것이다.

친구가 좋은 의도로 성가신 제안을 하는 것을 경험한 적이 있는가? "먹는 양을 줄여봤니?" "체육관을 다녀보지 그래?" "이력서는 보냈어?" "홍보담당자를 고용해 봐!" "그 사람을 설득해 보는 건 어때?" "시간 계획을 좀 더 잘 세워봐." 그리고 그런 제안에 대해 당신은 그것이 왜 효과가 없는지에 대해 조목조목 반박한다. 당신과 친구, 두 사람 모두 좌절감을 느끼며 대화는 중단된다. 친구는 당신이 자기 제안을 듣지 않고, 행동하기를 거부하며, 또한 당신이 피해 의식에 빠져있기 때문에 좌절감을 느낀다. 당신 또한 좌절감을 느낀다. 친구가 당신을 이해하지 못하고, 당신 입장에서 생각하지 못하기 때문이다. 당신은 어쩌면 막연히 모욕감을 느낄지도 모른다. 왜냐하면 다른 사람들은 그런 일들이 너무 쉬울 거라고 생각하기 때문이다. 그들은 그저 당신이 시작을 하지 않는 것뿐이라고 말한다. 여기에는 당신이 나약하고, 게으르고, 동기 부여나 자기관리가 부족하다는 의미가 함축되어 있다. 하지만 진실은 당신이 노력한다고 해서 지금의 상태를 벗어날 수 없다는 것이다.

다행히도 당신은 그럴 필요가 없다. 피해자의 상태에서 벗어나는 방법은 더 열심히 노력하는 것이 아니기 때문이다. 그 빈번한 동반자인 비만과 같이, 그 상태에서 벗어나려면 진정한 욕구를 충족시키면 된다. 그렇다면 피해 의식이 신호를 보내는 욕구는 무엇일까? 적어도 두 가지 욕구가 있다. 그중 하나는 피해자가 자기 이야기의 소재로 삼는 모든 욕구, 즉 돈이나 연결감에 대한 것이다. 하지만 이러한 욕구들은 피해 의식과는 별도로 존재할 수 있으며, 나는 '욕구와 만나기' 챕터에서 그것들을 '만나는' 방법에 대해 이미 설명한 바 있다. 피해 의식은 충족되지 못한 욕구나 상처를 중심으로 우리가 만들어내는 이야기에서 비롯된다. 누군가는 우리가 그 상처에 빠져 허우적거리고 있다고 생각할 수 있겠지만 사실은 그 반대다. 그 이야기는 그러한 상처를 느끼는 것으로부터 도망치려 한다. 상처 자체로부터 오는 고통을 느끼는 대신 우리는 그 이야기와 관련된 감정에 집중한다.

이러한 감정은 우리가 진정으로 원하는 것, 즉 내면 깊은 곳에서 충족되지 못한 욕구를 느끼고 치유하는 것의 대체물이다. 다른 대체물과 마찬가지로 그것들에는 중독성이 있다. 중독을 유지하기 위해, 우리는 무의식적으로 상처를 포함한 상황, 외로움과 가난, 비만을 영구화한다.

피해 의식은 또 다른 방식으로 과식과 관련이 있다. 우리는 자기 자신이 그럴만한 자격이 있다고 느끼고, 자기 자신에게 친절해지기 위한 허락을 얻고, 자기 자신을 위로하기 위해 피해 의식을 이용한다. 음식은 그 수단이 되지만, 배가 고파서 먹는 것은 아니다.

피해 의식은 곤궁한 상황에서 생기며, 그러한 상황을 영구화한다. 그것에서 벗어나려면 당신은 피해자 이야기에서 욕구 그 자체로 관심을 옮겨야 한다. 외로움이 어떤 것인지 느껴보자. 지루함이 어떤 것인지 느껴보자. 자신의 미래에 대한 걱정과 두려움이 어떤 것인지 느껴보자. 이야기가 아닌 느낌 자체에 주의를 기울이자. '난 다음 주 집세 낼 돈도 없어. 이제 곧 현관문에 퇴거 통지서가 붙겠지. 경찰이 들이닥치고 채권추심업체는 추가 조치를 취하겠지. 그리고 그들은 전기를 차단해 버릴 거야.' 그러지 말고 불안감을 있는 그대로 느껴보자. 이 모든 일이 일어날 수도 있겠지만 지금 당장 당신은 이야기가 아니라 느낌에 초점을 맞춰야 한다. 그 느낌은 공포나 불안감이다. 그러한 느낌이 사라질 때까지 계속 느껴보자. 만약 당신이 그 느낌을 중심으로 이야기를 만들어내지 않는 한 그러한 느낌은 오래 지속되지 못할 것이다.

하지만 여기서 반드시 짚고 넘어가야 할 것이 있다. 그렇게 한다고 해서 당신이 자신에게 닥친 문제 해결을 포기하는 게 아니라는 점이다. 그러한 욕구를 온전히 느낄 수 있게 될 때, 행동은 자연스럽고, 명확하고, 단호해질 것이다. 당신은 때가 되면 무엇을 해야 할지 정확히 알게 될 것이다.

당신도 알다시피 피해 의식은 주의를 환기시켜 줄 뿐이다. 때때로 다른 사람들로부터 관심을 얻기 위해 그것을 이용하지만, 당신에게 필요한 관심의 진정한 원천은 바로 자기 자신이다! 그것은 자신의 이야기, 즉 자신의 자아가 아니라 자기 자신에게 관심을 기울여 달라는 요청이다. 그것이 바로 당신의 진정한 욕구다. 고독 속에서, 자연 속에서, 그리고 그날 하루의 모든 활동을 자기 자신과 함께하자. 이러한 욕구를 자신 자신이나 다른 사람들에게 정당화하려 애쓰지 말고, 또 그것을 여기저기 알리려 하지 말자. 그저 비밀에 부쳐두자. 이러한 자기 친밀감은 신성하다. 그것은 당신만을 위한 것이다.

곧 당신은 더 이상 피해자가 되고 싶지 않게 된다. 당신은 피해 의식을 뛰어넘을 것이다. 뱀이 허물을 벗듯 그것을 벗게 될 것이다. 당신은 자신의 진정한 욕구를 잘 알고 있기에 그러한 욕구를 충족시킬 힘을 얻게 될 것이다. 당신은 원하는 걸 손에 넣을 수 있게 된다. 왜냐하면 당신은 자기 자신과 사랑에 빠질 것이기 때문이다. 그리고 당신은 자신의 자아가 다른 모든 자아와 동일한 본질을 지니고 있음을 깨닫게 될 것이기에 세상과도 사랑에 빠지게 된다.

피해 의식은 곤궁한 상황에서 생기며, 그러한 상황을 영구화한다.
그것에서 벗어나려면 당신은 피해자 이야기에서
욕구 그 자체로 관심을 옮겨야 한다.

내가
원하기 때문에

내가 지금까지 내 몸과 인생을 위해 가장 잘한 일 중 하나는 내가 하는 모든 일을 정당화하기를 멈춘 것이었다. 모든 것을 정당화하기 위해 필요한 것은 노예근성이다. 당신은 먹는 것에 있어 그러한 사고방식에 익숙할지도 모른다. 예를 들어 음식에 얼마나 많은 칼로리나 지방, 탄수화물이 포함되어 있는지, 그것이 당신의 몸에 유익한지, 혹은 그날 다른 무언가를 먹었거나 그것을 먹을 자격이 있는 다른 어떤 일을 했는지에 따라 모든 것을 정당화한다.

이 책의 목표는 결국 그러한 모든 정당화를 단 하나의 새로운 정당화, 사실 비(非)정당화로 바꾸는 것이다. 당신이 무슨 일을 해야 하는 유일한 이유는 '내가 원하기 때문'이

213

다. 음식 분별을 위한 세 가지 만트라는 당신을 그곳으로 데리고 갈 것이다. 음식과 관련된 느낌에 관심을 기울임에 따라 진정한 결핍에 대한 민감성은 더욱 높아지기 때문에, '내가 원하기 때문에'는 시간이 지남에 따라 발전할 것이다. 이제 곧 당신은 더 이상 "아이스크림은 몸에도 안 좋고 380칼로리나 된다고. 그러니까 이제부턴 먹지 않을 거야"라고 말하는 대신, "난 아이스크림을 먹지 않을 거야. 그냥 먹고 싶지 않아서"라고 말하게 될 것이다. 아니면 당신은 "아이스크림을 좀 먹어야겠어. 식사도 조금밖에 안 했고 기분도 우울하거든"이라고 말하는 대신, "아이스크림을 좀 먹어야겠어. 그러고 싶거든"이라고 말하게 될 것이다.

'내가 원하기 때문에'는 음식과 마찬가지로 삶에도 적용된다. '나는 감히 그것이 진실이라고 믿을 수 없어'라는 느낌은 자신에게 진정한 욕망을 누릴 수 있는 자격을 주는 것으로 확장된다. 음식에서와 마찬가지로, 통제하려는 노력을 멈춘다면 당신에게 더 이상 나쁜 일은 일어나지 않을 것이다. 당신은 새로운 세상에 내던져질 것이고, 그것은 겁나는 일이 될 수 있다. '이기적인'이라는 단어-여기에는 자기 자신의 이익이 나쁘다는 의미가 내포되어 있다-에 내재된 오류를 기억하자. 삶은 투쟁일까, 아닐까? 그것은 당신이 결정한다. 우선 내 경우를 말하자면, 나는 투쟁에 몹시 지쳤다.

그래서 나는 투쟁하기를 포기했고, 삶은 내가 거의 상상조차 할 수 없었던 방식으로 바뀌었다.

무의식적으로, 나는 내 배우자와 일, 그리고 내 주변의 모든 사람과 노예 관계를 형성하며 살아왔다. 항상 다른 사람들을 기쁘게 해주기 위해 노력하다 보니 정작 나의 욕망을 몰랐다. 누군가가 "혹시 가고 싶은 식당 있어?"라고 물으면, 나는 즉시 상대방을 기쁘게 하려면 어떻게 대답해야 할지 생각하려 애쓰곤 했다. 나는 내가 사람들을 기쁘게 해주고 싶은 만큼, 사람들도 나를 기쁘게 해주려는 욕망을 지니고 있다는 사실을 깨닫지 못했다. 인생의 가장 큰 즐거움 중 하나는 다른 사람을 기쁘게 해주는 것이고, 다른 사람이 당신을 기쁘게 해줄 기회를 주는 것은 당신의 관대한 선물이다. 하지만 나는 지금까지 그와는 다른 패턴에 갇혀있었다. 어느 날 나는 나 자신을 위해 살아가기로 결심했다. 사소한 일이었던 걸로 기억한다. 나는 여행에 대한 생각을 바꾸었고, 나 자신을 정당화하라는 요청을 받았다. '왜 마음을 바꾸는 거야? 난 네가 여행을 떠나기를 기대하고 있었어. 네가 그렇게 말했잖아. 정당한 이유 없이 마음을 바꿀 순 없어.' 하지만 나는 '내가 원하기 때문에'를 제외하고는 다른 이유가 없었다. 나는 지금까지 너무 두려워서 그 말을 차마 입밖으로 꺼낼 수 없었지만, 그것은 내가 지금까지 한 말 중 가장 나를 자유롭게 해주는 문장이었다고 생각한다.

우리는 욕망의 존재들이다. 욕망은 삶의 본질이고, 욕망을 억누르는 삶은 반만 살아있는 삶이다. 욕망은 우리를 선으로, 삶으로, 건강으로 인도할 것이다. 하지만 우리가 진정으로 원하는 것의 대체물이 아닌, 오직 진정한 욕망만이 그렇게 할 수 있다. 모든 것을 느끼는 일이 중요한 이유가 바로 여기에 있다. 느낄 줄 알아야 즐거움을 알 수 있고, 또 즐거움을 알아야 자신이 진정으로 무엇을 원하는지 알 수 있기 때문이다. 그리고 자신의 욕구를 충족시키면 기분이 좋기 때문이다!

당신은 자유로워질 수 있다. 자유로운 사람은 자신이 원하는 일을 한다. 책임은 어쩌고? 당신은 이렇게 물을 수도 있다. 건강하거나 좋은 다른 모든 것들과 마찬가지로, 우리는 여전히 책임을 욕망에 대항하는 또 다른 투쟁으로 바라본다. 이 또한 환상이다. 자신의 책임을 다하는 것도 즐거운 일일 수 있다. 만나면 즐겁지 않은 사람들이 있다. 당신은 어쩌면 그들이 진정으로 당신의 이익이나 당신 주변 사람들의 이익에 도움이 되는지 의문을 품기 시작할지도 모른다. 당신은 무책임하게 직장을 그만두거나, 또는 늦게 출근해 해고를 당한 적이 있는가? 단지 예전 직장에 다니고 있었다면 결코 만나지 못했을 새로운 일을 찾기 위해서 말이다.

음식에 영향을 미치는 똑같은 혼동이 삶의 다른 영역에도 영향을 미치기 때문에, 당신은 자신에게 즐거움을 주는 것이 무엇인지 실제로 알지 못 할 수도 있다. 나는 심지어 두 살짜리 아들이 저질러놓은 '사고' 현장을 수습하는 것을 비롯해, 아이들의 뒤치다꺼리를 하는 것에서도 즐거움을 느낀다. 나는 아이들을 위해 좋은 음식을 만들고 설거지를 하는 것이 즐겁다. 당신은 자신이 하고 있는 일의 진정한 목적, 즉 진정한 동기에 주의를 집중함으로써 이러한 즐거움에 다가갈 수 있다. 당신은 심지어 수많은 복잡한 동기 중 자신이 어떤 것에 집중할 것인지 선택할 수 있고, 자신이 행하는 모든 것을 선물로 바라보기 시작할 수도 있다. 시도해보자. 정말 기분이 좋을 테니!

마셜 로젠버그는 자신의 저서 《비폭력 대화Nonviolent Communication》에서 우리가 '해야 한다'고 생각하는 일의 진정한 목적에 다가갈 수 있는 가장 좋은 방법을 제안한다. 그는 모든 '해야 한다'는 문장을 '나는 ○○을 선택한다. 왜냐하면……'으로 바꿀 것을 제안한다. 무의식적으로 '나는 ○○을 해야 한다'고 말하는 습관은 우리가 삶의 주도권을 빼앗기는 가장 중요한 원인이 된다. 내가 처음에 이러한 습관을 알게 되었을 때, 나는 "나는 ○○을 해야 한다"는 말을 한 시간 동안 얼마나 많이 했는지 깨닫고 놀라지 않을 수 없었다. 이제 나는 로젠버그의 충고를 따르고 있다. 만일 내가 "이제 집에 가서 저녁 준비를 해야 해"라고 말하는 것을 스스로 알아차린다면, 나는 그것을 다시 이렇게 바꾸어 말한다. "나는 이제 집에 가서 저녁을 준비할 거야. 왜냐하면 아이들에게 사랑으로 준비한 몸에 좋은 음식을 먹이는 일이 내겐 큰 기쁨이기 때문이야." 때로 '해야 한다'가 나의 기쁨이나 욕망에 확고한 토대를 두고 있지 않다는 사실을 깨닫게 될지도 모른다. '나는 결혼 생활을 계속해야 한다'를 '나는 다른 사람들의 시선이 무서워 결혼 생활을 유지하기로 선택한다'는 말로 바꿀 때, 당신은 다른 선택의 여지가 생길 수도 있다. 더 이상은 무언가를 해야 한다는 말로 자기 자신을 속이지 말자.

나는 당신이 자신의 어휘에서 모든 '해야 한다'를 제거하기를 바란다. 그것은 그 의미만으로도 자유를 부정하는 피해 의식을 일으키는 직접적인 원인이 되기 때문이다. 당신은 그것을 삶에 대한 자신의 주도권을 긍정하는 다른 사고방식으로 바꿀 수 있다. 예를 들어 루이스 헤이(심리적, 영적 문제를 다루는 미국의 대표적 강사이자 베스트셀러 작가 - 옮긴이)는 '해야 한다'가 포함된 문장을 '내가 진정으로 원한다면, 나는 ○○을 할 수 있다'로 바꾸는 유용한 훈련을 제안한다. 이처럼 말 습관을 바꾸는 것만으로도 당신은 이 세상에 대해 매우 다른 믿음을 갖게 된다. 자신의 삶에 대한 힘이 자기 자신에게로 되돌아온다.

당신은 그러한 말 바꾸기를 자신과 음식과의 관계에도 적용할 수 있다. 무언가를 먹을 때, "나는 이것을 먹을 것이다. 왜냐하면……"이라고 말함으로써 자신의 자율권을 확인해 보자. 솔직해지자. 그 이유는 '배가 고파서', '우울해서', '예의상', '지루해서', '저녁 시간이니까'가 될 수 있다. 당신은 더 이상의 행동을 취할 필요가 없다. 그저 진실해지는 것만으로도 효과가 있을 것이다.

마찬가지로, "나는 설탕을 줄여야 해"라고 말하는 대신, "내가 정말 원한다면, 나는 설탕을 줄일 수 있어." 또는 "내가 정말 원한다면, 나는 운동을 할 수 있어"라고 말할 수 있다. 그러고 나면 당신은 지금 당장 원하지 않을 가능성을 마주한다. 동시에 욕망을 충족시켜 줄 자신의 능력과 허락을 긍정한다. 원한다면 할 수 있기 때문이다. 당신은 허락을 얻는다. 왜? 당신이 원하니까.

우리는 욕망의 존재들이다. 욕망은 삶의 본질이고,
욕망을 억누르는 삶은 반만 살아있는 삶이다.
욕망은 우리를 선으로, 삶으로, 건강으로 인도할 것이다.

선택하는
힘

내 저서《식생활의 요가The Yoga of Eating》에서 나는 자기 훈련과 의지력에는 적절한 역할이 있다고 썼다. 그것은 통제를 위한 것이 아니다. 당신이 집중한 순간 깨달은 지혜를 삶의 다른 순간들에 적용하는 것이다. 진정한 욕망, 진정한 즐거움과 연결될 때, 당신은 그러한 앎을 자신의 남은 삶으로 확장하는 체계를 만들 수 있다. 예를 들어 당신이 커피를 한 잔 마신 후 몸에 미치는 영향에 주의를 기울이자, 전혀 기분이 좋아지지 않았다는 분명한 깨달음을 얻었다고 하자. 그러면 당신은 '나는 커피를 마시지 않는다'라는 규칙을 정할 수 있을 것이다. 그러고 나면 누군가가 당신에게 사무실에서 커피를 권했을 때 비록 그 순간 너무 정신이 없더라도,

"괜찮아요"라고 대답할 수 있게 된다.

진정한 욕망을 회복하기 위해서는 시간이 걸린다. 나 역시 자기강제의 습관을 버리고 진정으로 내가 원하는 것과 연결되기까지는 오랜 시간이 걸렸다. 자신이 지금 당장 쿠키를 먹고 싶은 것인지 아닌지 알 수 없는 때가 있을 것이다. 그때 당신은 그것을 알고 있던 때에 만든 규칙과 체계에 의지할 수 있다.

당신이 자기 자신을 위해 만든 체계는 매우 엄격하고 상세할지도 모른다. 이것을 온전히 경험하는 음식으로부터 얻을 수 있는 진정한 앎과 다시 연결하는 일을 반복해 보자. 당신의 욕구는 시간이 흐름에 따라 변하고, 당신은 작년에는 옳았지만 지금은 그렇지 않은 독단적인 체계에 갇혀 있기를 원하지 않는다. 자기 자신에게 솔직해지자. 당신의 체계가 제대로 작동하고 있는지 어떻게 알 수 있을까? 그건 매우 간단하다. 그것이 기분을 어떻게 만드는지에만 주의를 기울이면 된다. 당신은 기분이 아주 좋아야 한다! 만일 당신의 체계가 자기부정의 장치로 변질되어 쓸모없어진다면, 그때가 바로 당신이 즐거움과 욕망에 다시 연결될 수 있는 적기임을 명심하자.

음식 분별을 위한 세 가지 만트라를 발전시키고 그것들을 점점 일관되게 적용하면, 규칙과 체계의 필요성은 점점 더 줄어들 것이다. 당신은 자신이 원하는 게 무엇인지, 그리고 자신을 기분 좋게 만드는 게 무엇인지 알고 싶어 할 것이고, 당신을 기분 좋게 하는 것은 당신을 건강하게 만들어 줄 것이다. 규칙과 자기부정은 사라지고 결핍과 욕구는 완벽히 일치하게 된다.

《식생활의 요가The Yoga of Eating》를 쓴 지 5년이 지난 후, 나는 방금 설명한 것보다 더욱 근본적인 자기훈련의 또 다른 차원을 발견했다. 첫 번째 자기훈련은 오랫동안 내게 큰 도움이 되었기에 당신에게 제안한 것이다. 이제 나는 더 깊은 차원의 자기훈련을 제안하고자 한다. 그것은 우리의 유일하고 진정한 힘이 주의 기울이기를 선택하는 것이라는 깨달음에 근거한다. 따라서 진정한 자기훈련은 그 힘을 실현한 상태를 계속 유지하는 것이다.

우리가 주의를 기울이는 대상이라면 그게 무엇이든 음식이라는 것을 기억하자. 우리는 그것을 자기 자신에게로 가져와, 그것으로 자신의 존재를 창조한다. 그 존재로부터 다른 모든 결정은 자동으로 이루어진다. 우리는 자신이 그것들을 선택하고 있다고 생각하지만 사실 그렇지 않다. 진정한 선택은 훨씬 오래전, 즉 우리가 그런 결정을 내릴 존재로서 자기 자신을 창조했을 때 이미 이루어졌다. 다시 말해, 당신은 통제 불능 상태에 있다! 당신이 실제로 통제할 수 있는 유일한 것은 자신의 관심이다. 다른 모든 것은 그로부터 나온다.

　마침내 폭식과 과식을 멈추게 된다면, 이는 당신이 그것들을 통제했기 때문이 아니다. 그런 일은 불가능하다. 그것은 당신이 다른 방식으로 먹는 즐거움뿐만 아니라, 그렇게 하는 경험에도 주의를 기울였기 때문에 가능했다. 자신의 욕망과 즐거움으로 관심을 돌렸기 때문이다. 그러한 관심의 변화는 노력하지 않고도 혁명을 가져오게 된다.

　그렇다면 새로운 훈련을 통해 관심의 달인이 되도록 해보자. 당신이 무엇에 주의를 기울일지, 그래서 자기 자신을 어떤 모습으로 창조할지 의식적으로 선택하는 습관을 기르자. 이러한 훈련은 이 책에서 다른 모든 내용의 바탕을 이루고 있다. 의식적으로 선택하는 습관을 기른다면, 당신은 '다시는 과식하지 말아야지'라고 생각하기보다는 과식으로 인한 불편함에 주의를 기울이는 쪽을 선택하게 된다. 자신에게 도움이 되는지의 여부나 그것을 통해 무엇을 얻을 수 있는지 따지기보다는 그저 즐거움에 주의를 기울이는 쪽을 선택할 것이다. 내면의 걱정거리들이 끊임없이 중얼대는 독백보다는 영적으로 자양분이 되는 자연의 소리에 주의를 기울이게 될 것이다. 어떤 것들은 다른 어떤 것들보다 우리의 관심을 더 크게 끌고, 우리는 특정한 어딘가에 주의를 기울이는 습관이 있지만 항상 선택을 해야만 한다. 훈련을 통해 이러한 선택을 더 많이 행사할 수 있도록 하자.

그렇게 할 때, 당신의 식습관은 바뀌게 된다. 이는 식습관을 더욱 절제하는 것처럼 보일 수도 있지만 그건 착각이다. 그러한 훈련은 당신의 관심을 끌 것이고, 당신이 즐거움과 불편함을 통합하고 자신의 몸으로 음식을 알게 도와준다. 여기서부터 먹는 것과 먹는 방법에 혁명이 일어나게 된다.

진정한 욕망을 회복하기 위해서는 시간이 걸린다.
나 역시 자기강제의 습관을 버리고 진정으로 내가 원하는 것과
연결되기까지는 오랜 시간이 걸렸다.

당신의 몸,
당신의 자아

당신의 몸은 지금 현재 당신이라는 존재의 고립된 측면이 아니다. 고립된 상태에서는 변하지 않을 것이다. 비만은 사고방식, 먹는 방식, 자기 자신을 바라보고 또 드러내는 방식의 한 측면일 뿐이다. 비만은 당신이 자기 자신, 즉 과거에 대한 자신의 이야기와 미래에 대한 자신의 기대, 그리고 세상에 대한 자신의 믿음을 깨닫는 방식의 일부이다. 비만은 오랫동안 당신이 존재해 온 방식인 것이다.

당신은 이제 익숙한 많은 것을 두고 떠나려는 참이다. 내가 방금 열거한 모든 것을 바꿀 준비가 되었는가? 대부분의 다이어트 책들은 다른 것들을 먹으라고 말한다. 하지만 이 책은 다른 방식으로 먹을 것을 요청한다. 그러면 자연스럽게 당신은 다른 것들을 먹게 될 것이다. 그것들은 앞으로 변화할 당신의 일부가 된다. 체중이 바뀌기 위해서는 다른 것들이 함께 바뀌어야 한다. 무리한 요구로 들리는가? 당장 식단조차 바꾸지 못하고 있는데 지금 나는 그것보다 훨씬 더 많은 것을 바꾸어야 한다고 말하고 있으니 말이다. 하지만 부디 안심하기 바란다. 그러한 변화를 위해서는 투쟁이 아니라 협조가 필요하다. 당신은 수축하는 자궁 환경에 힘입어 새로운 자아로 다시 태어나고 있다. 그곳, 즉 당신이 한때 거주했던 자기만의 세상에는 더 이상 당신을 위한 공간은 없다.

나는 지금 당신이 아무런 행동도 하지 않을 거라고 말하는 게 아니다. 출산에 협조하는 것은 그 리듬에 따라 행동하는 것이다. 밀어내기를 하려는 주체는 바로 당신의 욕망이다. 이제 당신도 그것을 느낄 수 있을 거라고 생각한다. 그것은 진정성을 회복하려는 욕망이다. 이 책은 진짜 음식과 진정한 자기 자신을 되찾는 일에 관한 이야기다. 왜냐하면 당신의 진정한 자아는 아프고 뚱뚱하지 않으며 활기차고, 생기가 넘치며, 정력적이기 때문이다. 나는 지금까지 진짜 음식과 진정한 감각, 그리고 자연의 소리와 같이 진정한 자아를 되찾는 많은 방법을 당신에게 제안했다. 몸으로 되돌아가자. 진정한 욕구를 충족시키자. 의심할 여지 없이 당신은 내가 이 책에서 설명하지 않은 진정성을 회복하는 다른 방식들에도 끌리게 될 것이다. 예를 들면 당신은 험담이나 거짓말, 그리고 뒷담화를 자제함으로써 진정성 있는 의사소통을 하려는 자신의 욕망을 알아차릴 수 있다. 이것은 훈련이 아니라 욕망의 실현이다. 말이 순수해지면 덩달아 기분도 좋아지기 때문이다. 또한 당신은 자신의 암묵적 판단에 의해서가 아니라 다른 사람에게 관심을 가짐으로써 진정성 있는 경청을 원하게 될 것이다. 뿐만 아니라 당신은 진정성 있게 자기 일에 임하고, 관심 있는 목표를 향해 재능을 창조적으로 표현하는 방법을 발견하고 싶어질 테다. 마침내 진정성을 회복하고자 하는 욕망이 자라나며 진정한 사랑의 본성으로 행동할 수 있는 새로운 용기를 불어넣어줄 것이다. 결과적으로 각각의 상황에서 '내가 여기에서 무엇을 얻을 수 있을까?'라는 오래된 무의식적 습관은 '내가 무엇을 줄 수 있을까?'라는 새롭고 유쾌한 사고 패턴에 자리를 내어준다.

당신은 이 모든 것을 향해, 아니 더 많은 것을 향해 나아가고 있다. 이 책은 그 길을 따라 그저 하나의 발걸음을 내딛게 한 것뿐이다. 이제 곧 더 많은 책과 스승이 당신을 찾아올 것이다!

오랜 세월에 걸친 당신의 끈기 있는 투쟁은 헛되지 않

았다. 당신은 그러한 역경과 절망 한가운데에서 스스로를 새로운 삶으로 인도하고 재능에 힘을 실어줄 용기와 인내 그리고 기쁨의 능력을 개발했다. 아무것도 헛되지 않았고 그 어떤 실수도 없었다. 당신은 결코 비만한 적이 없었던 사람들보다 확실한 이점을 갖게 될 것이다. 당신의 몸속에서 일어날 기적은 당신에게 확장된 가능성을 느끼게 해줄 것이다. 그렇다. 기적은 일어날 수 있다! 당신은 이제 막 그것을 경험하려 한다. 그 과정은 이미 시작되었다. 꽃봉오리에서 꽃이 피어나고 고치에서 나비가 나오듯 자연스럽고 필연적으로 펼쳐질 것이다. 체중 감량은 그 하나의 측면, 즉 그 나머지 것들로 가기 위한 관문일 뿐이다. 이제 열정과 평온, 그리고 믿음으로 당신의 변혁 과정에 온전히 발을 들여놓을 시간이다.

당신은 수축하는 자궁 환경에 힘입어 새로운 자아로
다시 태어나고 있다. 그곳, 즉 당신이 한때 거주했던
자기만의 세상에는 더 이상 당신을 위한 공간은 없다.

다이어트 레볼루션

초판 1쇄 발행　　　2022년 2월 14일

지은이　　　　　찰스 아이젠스타인
옮긴이　　　　　이보미
펴낸곳　　　　　(주)행성비

펴낸이　　　　　임태주

책임편집　　　　이세원
디자인　　　　　이유진

출판등록번호　　제2010-000208호
주소　　　　　　경기도 파주시 문발로 119 모퉁이돌 303호
대표전화　　　　031-8071-5913
팩스　　　　　　0505-115-5917
이메일　　　　　hangseongb@naver.com
홈페이지　　　　www.planetb.co.kr

ISBN 979-11-6471-180-2 03510

행성B는 독자 여러분의 참신한 기획 아이디어와 독창적인 원고를 기다리고 있습니다. hangseongb@naver.com으로 보내 주시면 소중하게 검토하겠습니다.